Kornelia Strobel · Frühgeborene brauchen Liebe

Kornelia Strobel

Frühgeborene brauchen Liebe

Was Eltern für ihr
»Frühchen«
tun können

Kösel

6. Auflage 2004
© 1988 by Kösel-Verlag GmbH & Co., München
Printed in Germany. Alle Rechte vorbehalten
Druck und Bindung: Ebner & Spiegel, Ulm
Umschlag: Elisabeth Petersen, München
Umschlagmotiv: Mauritius, Mittenwald

ISBN 3-466-34383-6

Gedruckt auf umweltfreundlich hergestelltem Werkdruckpapier
(säurefrei und chlorfrei gebleicht)

Inhalt

Vorwort

1 Hilfe – mein Kind will raus   13

Medizinische Gründe   14
Psychologische Gründe   16
Der Einfluss des Babys auf den Geburtstermin   23
Lassen sich Frühgeburten verhindern?   24
Optimale Schwangerschaftsbetreuung und Geburt   26
Frühzeitige Wahl der richtigen Klinik   29

2 »Frühchen« ist nicht gleich »Frühchen«   33

Geburtstermin, Reife und Gewicht   34
Das Kind auf der Intensivstation   39
Wie funktionieren die Apparate eigentlich?   41
Die speziellen Probleme der Frühgeborenen   46
Wie stehen die Chancen?   51

3 Die Situation der Eltern   53

Zwischen Angst und Hoffnung   53
Die Trennung vom Kind   61
Der Umgang mit Geschwisterkindern   64
Überforderung durch den Alltag   68
Welche Hilfen bieten Krankenkassen und Staat?   69

4 Was können die Eltern tun? 76

»Liebesarbeit« und »Bonding« 76
Das Leben im Mutterleib 81
Was braucht ein »Frühchen«? 90
Die »Känguru-Methode« – das Baby im Pullover 101
Rooming-in 109
Die familiengerechte Frühgeborenenstation 112

5 Ernährung des »Frühchens« 118

Muttermilch: Stillen und Abpumpen 118
Ernährung mit der Flasche 134

6 Das Baby zu Hause 138

Anfangsschwierigkeiten 138
Schlafverhalten 145
Praktische Säuglingspflege 149
Frühgeborene mit besonderen Bedürfnissen 151
Die Angst vor dem Plötzlichen Kindstod 159
Die medizinische Betreuung 161
Die Entwicklung des Kindes 166

7 Nicht immer geht es gut 177

Behinderungen 177
Der Tod eines Babys 184
Fragen der Ethik 191

8 Denkanstöße 194

Frühgeborenenmedizin aus anthroposophischer Sicht 194
Die ideale Geburtsklinik: ein Wunschtraum 198

Anhang

Worterklärungen 207

Verwendete und weiterführende Literatur 225

Adressen 229

Vorwort

Als vor nun gut einem Jahr unsere Friederike auf die Welt kam, dachte ich, uns könne nicht mehr viel erschüttern. Immerhin hatten wir ja bereits ein Frühchen, das sich wunderbar entwickelte. Wir hatten uns, so gut es ging, mit den Problemen und der Behandlung von Frühchen beschäftigt, da wir ziemlich genau wussten, dass auch dieses Kind früher kommen würde. Mir war ganz klar, dass es so wie beim ersten Mal nicht laufen sollte. Ich hatte gelesen, dass Frühchen am besten gedeihen, wenn sie von ihren Eltern selbst versorgt werden, und ich suchte nach einer Klinik, in der dies möglich war.
Als Friederike dann da war – viel früher, viel kleiner, viel hilfsbedürftiger als erwartet –, brauchte sie nicht wie erhofft meine Nähe, sondern Atemhilfe. Aber anders als bei der Geburt unseres ersten Kindes wurde uns sofort gesagt, dass wir jederzeit kommen könnten, dass die Kleine es bestimmt merke, wenn wir uns um sie kümmern. Wir konnten sie abends waschen, und die Schwester meinte, es wäre doch vielleicht schön für sie, wenn wir ihr ein Stofftierchen in den Inkubator stellten.
Als sie auf eine normale Frühchenstation verlegt wurde, war plötzlich alles anders. Die Schwester nahm als Erstes unser Stofftierchen aus dem Inkubator »wegen der Bakterien«. Man zog unserer Tochter Mützchen und Söckchen aus, steckte ihre Händchen in Handschuhe, so dass sie nicht mehr an ihren Fingern saugen konnte. Wir waren enttäuscht und verwirrt. Was war

denn nun richtig und gut für unsere Kleine? Im Laufe der Wochen traten immer mehr Unsicherheiten auf. Wie konnte ich der Kleinen mit meiner Fürsorge helfen, und was würde ihr schaden?

In Gesprächen mit anderen Müttern stellte ich fest, dass es ihnen ähnlich ging wie mir, dass auch sie unsicher waren. So begann ich, mit Ärzten zu reden, mir Krankenhäuser anzusehen und nach Literatur zu suchen. Dabei stellte ich fest, dass es in der Frühgeborenenbetreuung große Unterschiede gibt und Theorie und Praxis weit auseinander klaffen.

Dieses Buch soll den Eltern ein wenig Orientierung geben. Patentrezepte habe auch ich nicht anzubieten, aber ich hoffe, dass Eltern nach der Lektüre dieses Buches sicherer und selbstbewusster im Umgang mit ihrem Frühchen sind. Es soll aber auch denen, die beruflich in der Frühgeborenenbetreuung tätig sind, helfen, die Situation der Eltern besser zu verstehen.

An dieser Stelle möchte ich allen danken, die mir geholfen haben, dieses Buch zu schreiben: den Frauen, die mit mir offene Gespräche führten und so viel von sich und ihren Gefühlen preisgaben, aber auch den Ärzten und Schwestern, ohne deren Beratung dieses Buch nie hätte entstehen können. Besonders erwähnen möchte ich Professor Schmidt von der Universitätsklinik Düsseldorf – ohne seine Unterstützung hätte ich nie den Mut gefunden, mit diesem Buch zu beginnen –, Dr. Madeleyn vom Gemeinschaftskrankenhaus in Herdecke – seine Gedanken und seine Haltung haben mich stark beeindruckt – und schließlich Professor Lemburg, den Leiter der Neugeborenenintensivstation in Düsseldorf. Er fand trotz seiner vielfältigen Belastungen die Zeit, große Teile des Buches mit mir durchzusehen. Er war es im Grunde auch, der den Anstoß zu diesem Buch gab. Die offene und einfühlsame Atmosphäre, die ich in den ersten Wochen mit unserer Friederike auf seiner Station erfuhr, ließen manch andere

Verhaltensweisen, denen ich danach beggnete, fragwürdig erscheinen.

Viele Freunde haben mir immer wieder Mut gemacht und waren zu einem Gedankenaustausch bereit. Ihnen allen möchte ich danken, dass sie dieses schwierige Jahr so geduldig mit mir überstanden.

Mein ganz besonders inniger Dank aber gilt meinem Mann, meiner Mutter, meiner Schwester Eva und meiner Nichte Mira. Hätten sie mir nicht so viele Alltagsbelastungen abgenommen und mir durch ihre besondere Zuwendung und Liebe zu meinen Kindern auch so viel seelischen Freiraum garantiert, hätte ich trotz aller Hilfe dieses Buch nie schreiben können.

Vorwort zur Neuauflage

Zehn Jahre sind seit der ersten Ausgabe dieses Buches vergangen, und in der Frühgeborenenbetreuung hat sich einiges geändert. Manches davon konnte ich hautnah bei der Geburt unseres dritten Kindes vor nun vier Jahren und meiner Nichte vor einem Jahr erleben. So gibt mittlerweile fast jede Klinik an, dass bei ihnen zwar die Känguru-Methode möglich sei, häufig aber eben nur sehr beschränkt. Doch wie dem auch sei, es ist ein positiver Ansatz. Auch bei der Beatmung und anderen medizinischen Behandlungen hat sich einiges geändert. Besonders viel hat sich in der Frühgeborenennachsorge getan. Die Kinder werden intensiver betreut, und es gibt sozialpädiatrische Konzepte. Dennoch blieb bei mir der Eindruck bestehen, dass in weiten Bereichen noch Unsicherheiten vorhanden sind, sowohl bei Ärzten und Pflegekräften als auch bei den Eltern. Da ist auf der einen Seite die Tendenz erkennbar, mit Hilfe der modernsten medizinischen Errungenschaften alle möglichen Risiken auszuschalten, lieber zu früh invasiv einzugreifen, um sich im Zweifelsfall juristisch gegen Klagen der Eltern abzusichern. Auf der anderen Seite gibt es die Vorstellung, es gehe auch ohne Intensivmedizin. Schlagworte wie »Intensivmedizin contra Sanfte Pflege« fallen zurzeit immer wieder. Dies alles trägt zur Polarisierung bei, die letztlich niemandem hilft. All diese Gründe bewogen mich zur Neubearbeitung des Buches.

Besonders danken möchte ich Professor Lemburg, der sich noch einmal die Mühe gemacht hat, weite Passagen dieses Buches Korrektur zu lesen.

Haan, im Februar 1998 *Kornelia Strobel*

1
Hilfe – mein Kind will raus

»Warum ist unser Kind zu früh gekommen?« Diese Frage bewegt wohl jede Frühchenmutter. Sämtliche »Sünden« während der Schwangerschaft fallen ihr ein: Waren es die Zigaretten, das Glas Wein? Hätte ich mich besser ernähren sollen, das Autofahren sein lassen oder bin ich einfach körperlich nicht in der Lage, ein Kind auszutragen?

In der Regel stehen Mütter mit diesen Fragen ziemlich allein da. Ärzte und Klinikpersonal geben nur ausweichende und pauschale Auskünfte, etwa: »Das weiß man nicht so genau. Seien Sie unbesorgt, Sie können durchaus noch normal Kinder zur Welt bringen. Es ist überhaupt nicht gesagt, dass das nächste Kind wieder eine Frühgeburt wird.«

Auch der Vater ist in der Regel oft rat- und hilflos. Mancher macht sich jedoch die Erklärung recht leicht. So bekam eine Frühchenmutter ganz unverblümt zu hören: »Es ist ja wohl klar, dass du das Kind innerlich ablehnst. Da ist es wohl das Beste, du gibst es zur Adoption frei.« Das ist gewiss ein Extremfall, aber unterschwellig spielen auch bei vielen Ärzten solche Schuldzuweisungen eine Rolle.

Die Unverbindlichkeit von Ärzten und Klinikpersonal hat andererseits auch einen plausiblen Grund: Es gibt keine einfachen und schlüssigen Erklärungen für das Auftreten von Frühgeburtsbestrebungen. Klare Aussagen können nur darüber getroffen werden, welche Faktoren eine Frühgeburt begünstigen und wie man die Risiken zum Teil vermindern kann.

Medizinische Gründe

So spielen das Alter der Mutter, ihre körperliche Konstitution, die Ernährung und natürlich Rauchen und Alkoholgenuss eine wesentliche Rolle. Die wichtigsten physischen Faktoren lassen sich folgendermaßen zusammenfassen:

- *Lebensalter:*
  Unter 16 oder über 38.
- *Körperliche Konstitution:*
  Zum Beispiel Über- oder Untergewicht, Diabetes, Asthma, Blutarmut, zu hoher oder zu niedriger Blutdruck, Nierenerkrankungen, Anzahl früherer Geburten.
- *Gynäkologische Vorerkrankungen, Organanomalien:*
  Schwäche des Gebärmutterhalses (Cervixinsuffizienz), Veränderungen in der Gebärmutter (Fehlbildungen, Myomknoten).
- *Ernährung:*
  Einseitig, nicht ausgewogen.
- *Kindliche Ursachen:*
  Mehrlinge, Missbildungen, Stoffwechselstörungen des Kindes.
- *Plazentaanomalien:*
  Bei einer Placenta praevia liegt die Plazenta vor dem Muttermund in der Gebärmutter; eine spontane Geburt ist nicht möglich, so dass das Kind häufig vorzeitig geholt werden muss.

Eine Placenta praevia tritt häufiger bei Frauen auf, die bereits geboren haben oder bei denen früher eine Ausschabung vorgenommen wurde.

Eine vorzeitige Ablösung der Plazenta führt zu lebensbedrohlichen Situationen für das Baby.

Bei einer Plazentainsuffizienz ist die Plazenta durch Verkalkung verändert oder zu klein, um die Versorgung neun Monate sicherzustellen; das Kind muss ebenfalls vorzeitig geholt werden.

- *Gestose:*
  Eine Erkrankung, die nur in der Schwangerschaft auftritt. Der Körper kann sich den veränderten Anforderungen in der Schwangerschaft nicht richtig anpassen und reagiert mit hohem Blutdruck, Proteinausscheidung im Urin, Wassereinlagerungen im Gewebe und sogar epilepsieähnlichen Krämpfen.
- *Infektionskrankheiten:*
  Toxoplasmose, Listeriose.
- *Reisen, klimatische Veränderungen:*
  Weite, anstrengende Reisen, zum Beispiel mit dem Auto, oder abrupte klimatische Veränderungen wie ein Urlaub in tropischen Gebieten.
- *Rauchen:*
  Rauchen gehört zu den größten Risiken. Etwa 30 Prozent aller Frühgeburten sind auf das Rauchen der Mutter zurückzuführen. Immer wieder heißt es, dass fünf Zigaretten am Tag nicht schädlich sind, dass eine Frau, die stark geraucht hat, nicht unvermittelt aufhören soll, weil das Kind Entzugserscheinungen haben wird. Das stimmt nicht. Das Kind leidet unter jeder Zigarette. Hat die Frau eine Disposition zu Durchblutungsstörungen, so ist eine einzige Zigarette am Tag schon zu viel, da Nikotin die Plazentadurchblutung drosselt.

Relativ leicht lassen sich Frühgeburtsbestrebungen erklären, wenn Organanomalien, gynäkologische Vorerkrankungen wie Operationen an der Gebärmutter, eine Schwäche des Muttermundes oder Infektionskrankheiten vorliegen. Auch bei Mehrlingsgeburten, Missbildungen des Kindes und Plazentaanomalien scheint alles noch recht einleuchtend. So kann zum Beispiel eine sehr kleine Plazenta »in der Familie liegen«. Eine Hebamme erzählte mir von einer Familie, die sie über drei Generationen bei der Entbindung betreut hatte. In allen drei Fällen war die Plazenta der Frauen zu klein. Aber nicht nur solche organischen Übereinstimmungen können in der Familie liegen. Alte, erfahrene Hebammen berichten häufig, dass Töchter sich bei der Geburt genauso verhalten, wie ihre Mütter es taten.

Warum letztlich eine organisch völlig gesunde Frau plötzlich eine Gestose, Plazentarinfarkte oder vorzeitige Wehen bekommt, lässt sich generell nicht sagen. Immer ist es eine ganz persönliche Geschichte, die einer Frühgeburt vorausgeht, und Frühgeburtsbestrebungen sind oft auch nur ein Symptom für große Probleme der Frau.

Psychologische Gründe

Lebensbedingungen

Häufig sind Frauen betroffen, die in einer Situation leben, in der sie sich oft ganz unbewusst nicht zutrauen, ein Kind großzuziehen. Die Ursache können finanzielle Probleme oder eine schwierige Partnerbeziehung sein. Welche Lebensbedingungen von einer Frau als unsicher empfunden werden und wann sie sich selbst und damit auch ihr Kind nicht gut aufgehoben fühlt, ist individuell ganz verschieden.

Ein Gynäkologe erzählte mir zum Beispiel die folgende Geschichte:

Ein holländisches Ärztepaar lebte einige Jahre in Deutschland. Während der ersten Schwangerschaft kam es zu Problemen. Die Frau hatte Plazentarinfarkte und brachte das Kind etwa vier Wochen zu früh mit einem Gewicht von 1.700 Gramm auf die Welt. Auch während der zweiten Schwangerschaft traten Plazentarinfarkte auf. Diesmal wog das Kind nur 1.200 Gramm. Als die Familie dann wieder in Holland lebte, wurde die Frau erneut schwanger. Natürlich machten sich alle große Sorgen, besonders weil Zwillinge erwartet wurden. Aber diesmal ging alles gut. Die Frau konnte ihre Kinder bis zum Schluss austragen, und jedes Kind wog etwas über 2.000 Gramm.

Dies ist kein Einzelfall. Frauen, die im Ausland leben, haben unabhängig von ihrem sozialen Status häufiger Frühgeburten. Auch die große Belastung vieler Frauen erhöht ohne Zweifel das Risiko einer Frühgeburt. Was manche Frauen trotz Schwangerschaft noch alles leisten, überschreitet einfach ihre Kräfte. Sie gehen ihrer üblichen Arbeit nach, kümmern sich um den Haushalt inklusive Einkauf, schleppen schwere Taschen oder sogar Getränkekästen nach Hause. Sie haben noch weitere Kinder, die auch ihre Fürsorge benötigen, und sogar die kranke Schwiegermutter wird weiterhin betreut. Zeit zum Entspannen und für ruhige Stunden haben sie einfach nicht. Das Leben wird weitergeführt, als hätte eine Schwangerschaft gar keinen Einfluss auf die körperliche und seelische Befindlichkeit. Dies trifft besonders auf Frauen zu, die beruflich stark engagiert sind. Im Berufsleben sind männliche Verhaltensnormen wie Leistung und Funktionieren gefragt. Doch Schwangerschaft erfordert auch Besinnung.
Manche Frauen überhören dann die leisen Mahnungen ihres Körpers. Müdigkeit darf nicht sein. Sie haben oft jahrelang für ihren beruflichen Aufstieg gearbeitet. Die Arbeit macht ihnen Spaß und ist ein wichtiger Bereich in ihrem Leben. Das alles

wollen und können sie nicht aufs Spiel setzen. Zu leicht geht es die Karriereleiter abwärts, wenn die geforderten Leistungen auch nur vorübergehend nicht erbracht werden. So versuchen sie dann oft verzweifelt, allem gerecht zu werden. »Mit dem dicken Bauch und meinem jetzigen Aussehen muss ich einfach noch besser sein als sonst, damit ich beruflich ernst genommen werde.« Aber auch für das Kind wollen sie alles tun. Um sich besonders gesund zu ernähren, stehen sie unter Umständen morgens eine halbe Stunde eher auf, damit Zeit für ein Müsli und einen Rohkostsalat bleibt. Geburtsvorbereitung und Vorsorgetermine werden zu einem zusätzlichen Arbeitspensum, das auch noch erledigt werden muss. Treten dann Komplikationen auf, so bekommen Ärzte oft zu hören: »Ja, ich kann aber nicht ins Krankenhaus, da ist noch dies und das zu erledigen, ich habe einfach keine Zeit.« Die Überbelastung schwangerer Frauen ist dabei nicht nur das Problem einzelner Frauen, sondern auch Ausdruck einer gesellschaftlichen Tendenz. Dass Schwangerschaft ein Ausnahmezustand ist, in dem eben nicht alles wie üblich ablaufen kann, ist weitgehend aus dem Bewusstsein verdrängt. Gerade für schwangere Frauen wird bald deutlich, dass reibungsloses Einfügen in ein ausschließlich auf Leistung ausgerichtetes Lebensprinzip nicht mit weiblicher Identität vereinbar ist. Hier mag eine der Ursachen für die trotz medizinischer Fortschritte unveränderte Zahl der Frühgeburten zu suchen sein.

Partnerschaft

Einen noch größeren Einfluss auf den Verlauf der Schwangerschaft hat natürlich das unmittelbare Lebensumfeld der Frau. Psychologen gehen davon aus, dass neben der ganz persönlichen Einstellung zur Schwangerschaft die Qualität der Partnerschaft eine entscheidende Rolle spielt. Frauen, die in einer »stürmischen

Ehe« gefangen sind, haben nach einer Untersuchung an 1.200 Kindern und ihren Familien ein um 237 Prozent höheres Risiko, ein psychisch oder physisch geschädigtes Kind zur Welt zu bringen, als Frauen, die in einer »sicheren, geborgenen Beziehung« leben. (Stott, 1977) Dieses Risiko erhöht sich noch weiter, wenn der Partner das Kind ablehnt.

Ich war zwanzig Jahre, als ich schwanger wurde. Damals waren mein Mann und ich noch in der Ausbildung. Mir war das egal, ich hatte mir schon immer Kinder gewünscht. Auch mein Mann sagte, dass er das Kind haben wolle. Er hatte sich zwar nie richtig Kinder gewünscht, sein Spruch war immer: »Wer Hunde und kleine Kinder nicht mag, kann nicht ganz schlecht sein«, aber andererseits war er ein sehr fürsorglicher Mensch. Ich dachte, dass er das Kind bestimmt lieben werde, wenn es erst einmal auf der Welt wäre. Während der ganzen Schwangerschaft hat er nicht einmal ein Wort gegen das Kind gesagt. Aber immer hatte ich das Gefühl, ihn damit zu überfordern, ihn quasi »vergewaltigt« zu haben. Seine Ablehnung äußerte sich auch nicht konkret, so dass ich das irgendwie hätte aufgreifen und dann mit ihm darüber reden können. Sie zeigte sich vielmehr an Kleinigkeiten, für die er dann ganz rationale Erklärungen abgeben konnte. So beschwerte er sich zum Beispiel darüber, wenn ich mich im Bett an ihn kuschelte und das Baby in seinen Rücken trat. »Das ist fürchterlich unangenehm, in die Nieren getreten zu werden. Das schmerzt.«
Wenn ich von dem Kind redete, kam von seiner Seite so gut wie nichts. Ich hielt Monologe, wobei ich immer wieder auf ein einziges Wort der Freude von ihm über dieses gemeinsame Kind wartete. Auf Vorwürfe meinerseits antwortete er immer, er könne sich halt nicht vorstellen, wie es mit einem Kind sei, und er mache sich sehr wohl Gedanken darüber, beispielsweise von welchem Geld wir Hipp-Gläschen kaufen sollten. Deshalb konzentriere er sich zurzeit auch auf das Wesentliche, nämlich aufs Geldverdienen. Außerdem würde er ja auch immer mit mir zum Arzt gehen, und das täte er nicht, wenn ihm nichts an dem Kind läge.
Ich wurde immer unsicherer und ängstlicher. Ich konnte mit niemandem darüber reden und fühlte mich einsam wie nie zuvor in meinem Leben. Gebunden in eine Lebenssituation, aus der ich uns nicht

befreien konnte. Ob ich selbst dann irgendwann das Kind nicht mehr wollte und es für meine Schwierigkeiten verantwortlich machte, kann ich heute nicht mehr mit Bestimmtheit sagen. Ich weiß nur, dass ich immer wieder dachte, so geht das nicht. Jedes Kind hat ein Recht, mit Freude empfangen zu werden. Ich selbst will nicht mit diesen Vorzeichen leben, und ich will auch nicht, dass mein Kind so leben muss. Irgendwann begann ich dann, wie eine Geisteskranke zu rauchen. Einerseits weiß ich heute, dass ich dem Kind sicherlich nicht bewusst schaden wollte – ich wünschte mir immer noch ein Baby und bereitete auch alles für seine Ankunft vor –, andererseits erinnere ich mich, dass ich geradezu darauf wartete, mein Mann würde mir das Rauchen aus Angst um das Kind verbieten. Er aber sagte kein Wort.

Das Kind dieser Frau wurde in der 34. Schwangerschaftswoche tot geboren. Es wog bei der Geburt nur 1.700 Gramm. Die Todesursache war eine Plazentainsuffizienz.

Einstellung zu Schwangerschaft und Mutterrolle

Neben den äußeren Bedingungen scheinen auch Probleme mit der neuen Mutterrolle den Verlauf einer Schwangerschaft zu beeinflussen. Gerade bei Frühgeburten kann man oft feststellen, dass es der Frau schwer fällt, sich mit traditionell weiblichen Rollenbildern zu identifizieren. (Jung, 1987) An der Universität Salzburg wurden mit 141 Schwangeren psychologische Tests durchgeführt, mit dem Ziel zu überprüfen, ob es einen Zusammenhang gibt zwischen Komplikationen während der Schwangerschaft und Geburt und der Einstellung zum Kind. (Rottmann, 1974) Frauen, die das Kind wollten, hatten insgesamt die wenigsten Probleme während der Schwangerschaft und die komplikationslosesten Geburten. Die größten medizinischen Schwierigkeiten und die höchste Rate an früh geborenen und untergewichtigen Babys gab es bei den Frauen, die sowohl bewusst als auch unbewusst das Kind ablehnten. Eine erhöhte Neigung zu

Schwangerschaftsbeschwerden deutete sich auch bei den Frauen an, die das Kind bewusst ablehnten, sich dieses aber dennoch unbewusst wünschten.

Ungefähr ein Viertel der Mütter zeigten ambivalente Gefühle gegenüber ihrem ungeborenen Kind. Nach außen waren sie glückliche Schwangere, die das Kind herbeizusehnen schienen. Auf einer unbewussten Ebene aber waren sie unglücklich. Diese Frauen litten während der Schwangerschaft häufig unter vegetativen Symptomen, und Frühgeburten kamen relativ häufig vor. Warum Frauen unbewusst das Kind ablehnen, das sie sich so sehnlich wünschen, kann die unterschiedlichsten Ursachen haben. Ängste vor der großen Veränderung im Leben, ungelöste Konflikte mit der eigenen Mutter oder auch sexuelle Probleme mit dem Partner. Die wahre Ursache zu ergründen, bedarf es oft einer eingehenden Therapie.

So berichtete beispielsweise Dr. Potthoff von der Düsseldorfer Universitätsklinik über eine Patientin mit vorzeitigen Wehen. Diese Frau war Mitte Dreißig und mit ihrem Wunschkind schwanger. Sie hatte einen interessanten Beruf, der sie durch die ganze Welt führte. Auf einem Bild, das sie nach der Aufforderung des Arztes malte, waren nur sie, ihr Mann, ein paar Möbel und eine Topfpflanze zu sehen, wobei sie sich eindeutig im nichtschwangeren Zustand zeichnete, obwohl sie zu diesem Zeitpunkt einen unübersehbar dicken Bauch hatte. Nichts in diesem Bild deutete darauf hin, dass ein Kind erwartet wurde. Bei einem Gespräch darüber wurde deutlich, dass sie Angst davor hatte, nach der Geburt ans Haus gefesselt zu sein, nicht mehr ihrem geliebten Beruf nachgehen zu können und darüber hinaus ihre Unabhängigkeit zu verlieren. Es stellte sich heraus, dass das Kind auch in erster Linie ein Wunschkind ihres Mannes war. Nachdem sie eine vorangegangene Schwangerschaft unterbrechen ließ, hatte er wiederholt seinen Kinderwunsch geäußert. Das Verhalten des

Mannes bestärkte sie in der Vorstellung, dass das Kind sie erheblich einschränken werde.

Bei einer anderen Frau kam nach langen Gesprächen, verbunden mit einer Maltherapie heraus, dass sie darunter litt, stärkere sexuelle Bedürfnisse und mehr Spaß am Sex zu haben als vor der Schwangerschaft. Diese Bedürfnisse und diese Seite in ihr verunsicherten sie so stark, dass sie ganz unbewusst versuchte, den »Normalzustand« so schnell wie möglich wiederherzustellen. Sie reagierte mit Wehen.

Beiden Frauen gemeinsam war, dass ihnen ihre Probleme nicht bewusst waren, so dass sie auch nichts zu deren Lösung beitragen konnten. Aber gerade unbewusste Konflikte, die ja nicht ausgesprochen und bewältigt werden können, führen zu starken inneren Spannungen.

Ängste

Nun hängt natürlich der Verlauf einer Schwangerschaft nicht vom Talent der Mutter ab, 24 Stunden am Tag glücklich zu sein und sich bedingungslos auf das Kind zu freuen. Auch die »idealste« Mutter wird ihrem Kind gegenüber zwiespältige Gefühle haben, auch sie wird mit Ängsten und Problemen konfrontiert. Wenn diese überhand nehmen oder wenn der Mutter ihre Ängste, Konflikte und Zwiespältigkeiten nicht bewusst sind, kann das zu starken inneren Spannungen führen, zu einem Verlust der emotionalen Sicherheit, was dann letztlich seinen Ausdruck in körperlichen Reaktionen findet.

Ebenso hat sich gezeigt, dass Angst vor Missbildungen, davor, »dass irgendetwas mit dem Kind nicht in Ordnung ist«, das Frühgeburtsrisiko erhöht. So sind denn auch Frauen, die schon einmal Pech gehabt haben, besonders häufig betroffen. Oder eben Frauen, die ein tiefes Misstrauen gegen ihren eigenen

Körper hegen. Die Ursache dafür kann zum Beispiel in einer langen »Unfruchtbarkeitsphase« liegen. So ist etwa bei Frauen, die künstlich befruchtet wurden, ein hoher Prozentsatz vorzeitiger Wehentätigkeit festgestellt worden.

Aber auch einmalige traumatische Erlebnisse, wie zum Beispiel der Tod des Partners oder eines anderen Menschen, an den sich die Frau gebunden fühlt, können der Auslöser einer Frühgeburt sein.

Der Einfluss des Babys auf den Geburtstermin

Inwieweit das Baby selbst Einfluss auf seine frühe Geburt nimmt, liegt noch im Bereich der Spekulation. Unumstritten ist lediglich, dass Ungeborene selbst Hormone ausschütten, die den Geburtstermin mitbestimmen. Das tun sie normalerweise in einem vollendeten Wechselspiel mit der Mutter, zu einem Zeitpunkt, der für beide der »richtige« ist.

Die Anthroposophen zum Beispiel halten es jedoch auch für denkbar, dass das Kind selbst, ohne äußeren Anlass, sich zu früh von der Mutter abnabelt, um dieses besondere Schicksal zu suchen:

Emanzipation ist ein Kennzeichen unserer Zeit, auf allen Ebenen. Jede Emanzipation birgt Chancen und Gefahren. Die Chance bei einer Frühgeburt liegt vielleicht gerade darin, weniger geprägt von der Geborgenheit des Mutterleibs, offener für neue Bewusstseinserfahrungen zu sein. *(Dr. Madeleyn vom Gemeinschaftskrankenhaus in Herdecke)*

Lassen sich Frühgeburten verhindern?

Eine der wichtigsten Aufgaben der Geburtshelfer besteht heute darin, Frühgeburten zu verhindern. Dies ist ein ganz zentrales Problem der Schwangerschaftsvorsorge. Gelänge es, die Zahl der Frühgeburten zu reduzieren, so wäre ein erheblicher Beitrag zur Verringerung der Säuglingssterblichkeit geleistet. Aber nur wenige niedergelassene Ärzte sind auf derartige Probleme eingestellt.

Das liegt sicher zum Teil daran, dass Frühgeburten trotz allem relativ selten sind und die Ärzte nicht genügend Erfahrung haben. Sie sehen deshalb auch keine Veranlassung, sich intensiv mit diesem Problemfeld auseinander zu setzen. Aber auch in Kliniken, die ja ein Sammelbecken für Risikoschwangerschaften sind, liegt diesbezüglich einiges im Argen. Schwangerschaft wird von vielen Medizinern immer noch als ein isolierter körperlicher Prozess angesehen. Dass die psychische und soziale Situation ebenfalls Einfluss auf den Verlauf der Schwangerschaft haben, wird zwar in der wissenschaftlichen Diskussion kaum noch bestritten, aber im Krankenhausalltag viel zu wenig berücksichtigt. So wird eine Frau, die vorzeitige Wehen hat, dann lediglich mit wehenhemmenden Mitteln und/oder einer Cerclage behandelt.

Die Wirksamkeit dieser Maßnahmen ist allerdings recht zweifelhaft. So schreiben die Autoren des Arzneimittelratgebers »Bittere Pillen« über den von Jahr zu Jahr steigenden Einsatz wehenhemmender Mittel:

Die Frühgeburtenrate hat sich dadurch nicht verringert, obwohl von vielen Ärzten Wehenhemmer schon bei den geringsten Kontraktionen verordnet werden. Der Nutzen einer Behandlung mit Wehenhemmern ist umstritten. In einigen Ländern wie zum Beispiel in den USA sind diese Präparate überhaupt nicht zugelassen. *(Langbein et al., 1983, S. 731)*

Die Nebenwirkungen dieser Medikamente verursachen zusätzlich Probleme. Herzklopfen, Unruhe, Schwitzen und Übelkeit sind die häufigsten Schwierigkeiten. Daneben kann es zu einem Abfall des Blutdrucks kommen, der dann zusätzlich therapiert werden muss. Auch in den Blutkreislauf des Kindes gelangt dieses Medikament. Eine erhöhte Herzfrequenz des Kindes gilt als normal.

Bei mir traten die Wehen plötzlich ohne erkennbaren Grund im siebten Monat auf. Mein Arzt beruhigte mich und verschrieb mir den Wehenhemmer Partusisten; alle zwei Stunden eine halbe Tablette. Jeden zweiten Tag musste ich zur Kontrolluntersuchung in die Praxis kommen, und ansonsten sollte ich mich schonen. Von da an wurde meine Schwangerschaft zur Tortur. Mein Herz raste wie normalerweise nur in absoluten Stresssituationen. Ich wurde unruhig und fahrig. Aber das schlimmste war die Angst. Immer wieder dachte ich, dass das doch auch für das Baby nicht gesund sein kann. Ich machte mir wahnsinnige Sorgen um das kleine Wesen in meinem Bauch. Und dann die Kontrolluntersuchungen alle zwei Tage. Das Kind war nicht mehr ein Teil von mir, von dem ich selbst wusste, wie es ihm geht, sondern ein irgendwie losgelöstes Wesen, dessen Befinden nur mit allergrößtem Aufwand messbar wurde. Es interessierte keinen mehr, was ich dazu zu sagen hatte. So wurde ich nicht ein einziges Mal gefragt, ob sich das Kind bewege, ob sich sein Verhalten geändert habe, das heißt, ob es vielleicht ruhiger oder hektischer geworden sei. All das konnten die Apparate offensichtlich besser beurteilen als ich.

Aber wenn schon nicht ich, sondern der Arzt und das CTG über das Leben meines Kindes wachten, was war dann mit der Zeit zwischen den Kontrolluntersuchungen? Ohne Partusisten hätte das Kind vielleicht die Chance, sich mit Wehen oder sonstwie bemerkbar zu machen, wenn es ihm nicht gut geht. Einmal fragte ich meinen Arzt, was denn mit den Wochenenden und mit der Zeit zwischen den einzelnen Untersuchungen sei. Er zuckte mit den Schultern und meinte, ein bisschen Glück gehöre auch dazu.

Diese Frau setzte dann heimlich das Medikament ab, ging aber weiterhin alle zwei Tage zum Arzt. Sie hatte immer wieder leichte Wehen, die aber nicht geburtswirksam wurden. Das Kind musste dann vier Wochen vor dem eigentlichen Geburtstermin mit Kaiserschnitt geholt werden, weil eine Unterfunktion der Plazenta sein Leben bedrohte. Es war stark untergewichtig und musste schon einige Wochen nicht mehr ausreichend versorgt gewesen sein.

Optimale Schwangerschaftsbetreuung und Geburt

Eine gute Schwangerschaftsbegleitung, die nicht nur mit Medikamenten und Apparaten auf mögliche Komplikationen reagiert, könnte vieles für Mutter und Kind erreichen. Ansätze hierzu finden sich in letzter Zeit mehr und mehr. Viele Ärzte integrieren heute Körpertherapien, Maltherapien oder auch klassische Gesprächstherapien in ihre Behandlung von Frühgeburtsbestrebungen.
Die Frauenärztin Dr. Bauer aus Bremen hat zum Beispiel in ihrer Praxis die Schwangerschaftsbetreuung generell anders angelegt, als dies gemeinhin üblich ist. Eine Ernährungsberaterin, eine Psychologin und eine Hebamme arbeiten mit der Ärztin zusammen. An vierzehn Abenden, jeweils zwei Stunden lang, werden Geburtsvorbereitungskurse für Eltern oder auch nur für die Mütter angeboten. Dabei wird darauf geachtet, dass die Gruppen nicht zu groß sind und möglichst Frauen im selben Schwangerschaftsdrittel zusammenkommen. Außerdem werden die Frauen aufgefordert, nicht nur zu den vorgesehenen Vorsorgeterminen zu erscheinen, sondern immer dann, wenn sie das Gefühl haben, Hilfe zu brauchen. Wehenhemmende Medikamente werden extrem selten verordnet. »Sie dienen mehr zur Beruhigung der Frau, dass sie weiß, da habe ich zur Not noch etwas anderes, wenn

Ruhe, Entspannungsübungen oder Gespräche die Wehen nicht beheben.« Auch Cerclagen werden relativ selten gelegt. Obwohl in dem Pilotprojekt vermehrt Frauen mit vorzeitiger Wehentätigkeit betreut werden, ist die Anzahl der Frühgeburten konstant niedrig geblieben.

Schon bei der ersten Mutterschaftsuntersuchung sollte versucht werden, mögliche Ursachen für Komplikationen einzukreisen. Der in Bremen entwickelte Themenkatalog, der mit den Schwangeren besprochen wird, kann dabei als Leitfaden dienen:

1. *Schilderung der Berufssituation:* Wie wird sie von der Schwangeren erlebt? Wie erlebt sie sich darin? Stößt sie auf Verständnis für veränderte Bedürfnisse in der Schwangerschaft oder nicht?

2. *Klärung der Beziehungssituation:* Ist Unterstützung vom Partner zu erwarten oder fühlt sich die Frau im Schwangerschaftserleben vom Partner allein gelassen? Ist eine Heirat geplant oder ein Umzug? Wenn ja, wann?

3. *Beleuchtung des psychosozialen Umfeldes:* Arbeitslosigkeit (die eigene oder die des Partners), finanzielle Situation, Wohnverhältnisse (zum Beispiel beengtes Leben bei Eltern oder Schwiegereltern).

4. *Hilfestellung, um die eigenen Bedürfnisse als normal und wichtig zu begreifen und nicht als den Lebens- und Arbeitsablauf störend.* Beispiel: Müdigkeit in der Frühschwangerschaft. Die Müdigkeit kann aufgefasst werden als ein Rückzug nach innen. Sie kann als Signal verstanden werden, sich Muße zu verschaffen, um sich mit der Schwangerschaft auseinander setzen zu können. Die Müdigkeit ist daher eine gesunde Reaktion, das heißt eine Form des aktiven Widerstandes gegen die gesellschaftliche Norm des Funktionierens.

5. *Ermutigung der Schwangeren, eigene Schwächen ernst zu nehmen:* Die Schwangere muss sich nicht zwangsläufig den äußeren Be-

dingungen – zum Beispiel Rauchen am Arbeitsplatz oder im Freundeskreis – unterwerfen.
6. *Der Schwangeren bewusst machen, dass sie sich oft überfordert* – meist deswegen, weil sie glaubt, besonders gut funktionieren zu müssen, um den Arbeitsplatz oder die Anerkennung des Partners nicht zu verlieren. Viele Frauen können sich selbst nur akzeptieren, wenn sie permanent besondere Leistungen erbringen.

Leider sind solche Modelle in der Bundesrepublik selten. Die meisten Frauen können nicht mit einer so guten Betreuung in ihrer Schwangerschaft rechnen. Bis dies selbstverständlich wird, werden wohl noch einige Jahre vergehen. Aber schon heute gibt es viele Hebammen und Ärzte, die bereit sind, Frauen mit Schwangerschaftsproblemen einfühlsam und liebevoll zu begleiten. Spätestens dann, wenn die Frau das Gefühl hat, bei ihrem Arzt nicht gut aufgehoben zu sein oder dass er nur an Symptomen herumkuriert, ohne ihr wirklich zu helfen, sollte sie sich nach anderen Möglichkeiten der Betreuung umsehen.
Eine Möglichkeit, die sich schon heute fast überall durchführen lässt, ist die »doppelte« Schwangerschaftsbetreuung. Auf der einen Seite werden alle Vorsorgetermine beim Arzt wahrgenommen, auf der anderen Seite wird die Frau durch eine Hebamme oder eine erfahrene Geburtsvorbereiterin unterstützt. Fast überall lässt sich in der näheren Umgebung eine psychosomatisch orientierte Geburtsbegleiterin finden. Diese Art der Schwangerschaftsbetreuung wurde vor fünfzig Jahren von Elsbeth von Staehr entwickelt und basiert auf einem Zusammenspiel von Körperübungen und einfühlsamen Gesprächen in kleinen Gruppen von etwa sechs Personen. Mittlerweile hat sie selbst 1.200 Hebammen in dieser Form der Schwangerschaftsbegleitung ausgebildet, so dass für jede Schwangere die Chance besteht, eine ähnlich orientierte Geburtsvorbereiterin zu finden.

Jedoch kann auch die allerbeste Betreuung und Überwachung nicht in jedem Fall eine Frühgeburt verhindern. Immer wieder werden alle Beteiligten ihre Grenzen spüren und die Erfahrung machen müssen, dass sie nicht alles beeinflussen können, dass es Ereignisse im Leben gibt, die sie anzunehmen haben.

Frühzeitige Wahl der richtigen Klinik

Eine der wichtigsten Fragen, die eine Frau mit Frühgeburtsbestrebungen oder eine so genannte Risikoschwangere klären sollte, betrifft die Wahl der Klinik. Nicht alle Frauenkliniken sind auf eine intensivmedizinische Betreuung von Neugeborenen eingerichtet, und viele haben noch nicht einmal eine ganz normale Kinderstation. Darin liegt ein erhebliches Risiko für das Baby. Ist die Erstversorgung eines zu früh geborenen Kindes nicht durch ein spezialisiertes Ärzteteam gewährleistet, so steigt die Wahrscheinlichkeit von Behinderungen dramatisch an. Auch der Transport des Kindes nach der Geburt in eine Kinderklinik kann negative Auswirkungen haben. In vielen Fällen wären Behinderungen oder sogar der Tod des Kindes vermeidbar, wenn die Frau in einem entsprechend ausgestatteten Krankenhaus mit spezialisierten Kinderärzten entbunden hätte. In Deutschland sind deshalb Perinatalzentren eingerichtet worden, wohin alle Hoch-Risikofälle noch vor der Entbindung verlegt werden.
Professor Lemburg von der Universitätskinderklinik in Düsseldorf hat wiederholt zum Ausdruck gebracht, dass ein Kaiserschnitt zwischen der 28. und 32. Schwangerschaftswoche bei einem zu erwartenden Geburtsgewicht unter 1.500 Gramm nur in einem speziellen Frühgeborenenzentrum durchgeführt wer-

den dürfe. Nur hier seien Bedingungen gegeben, die Mutter und Kind eine reelle Chance bieten.

Noch stößt das auf Widerstand in der Ärzteschaft. Kliniken sehen ihre Bettenauslastung gefährdet und der Mut so mancher Ärzte ist kaum zu erschüttern: Eine werdende Mutter lag mit Wehen in der 28. Woche in einem Krankenhaus, in dem es keine Kinderstation gab. Als absehbar wurde, dass die Geburt nicht länger aufzuhalten war, wollte sie in die Universitätsklinik verlegt werden. Bevor sie ihr Ziel erreichte, musste sie 600 Mark »vertelefonieren«.

Wissen und Erfahrung des Geburtshelfers sind der Schlüssel für eine sichere Geburt und das Wohlergehen des Kindes – dem Kinderarzt fällt die weitere Betreuung zu. Der Geburtshelfer muss genau beurteilen können, wann es sinnvoll ist, die Geburt einzuleiten. Geschieht dies zu früh oder zu spät, kann es zu fatalen Folgen kommen. Wird das Kind zum Beispiel zu spät geholt, hat es also noch im Mutterleib unter Sauerstoffmangel gelitten, so kann der beste Kinderarzt bestimmte Folgeerscheinungen nicht verhindern. Wird es dagegen zu früh geholt, so hat es generell schlechtere Chancen als rechtzeitig geborene Babys. Je niedriger das Geburtsgewicht, umso schwieriger wird die Behandlung des Kindes.

Auch die Art der Entbindung, Kaiserschnitt oder normale Geburt, haben Einfluss auf die Entwicklung des Kindes. Nicht immer ist ein Kaiserschnitt die sicherste Methode für das Kind. Liegt es zu einem sehr frühen Zeitpunkt noch relativ tief im Becken, so kann eine normale Entbindung durchaus schonender sein. Ganz allgemein kann allerdings davon ausgegangen werden, dass ein Kaiserschnitt zwischen der 28. und 36. Schwangerschaftswoche die beste Entbindungsmethode ist. Die normale Geburtsarbeit würde für ein so kleines und zartes Kind ein zu großer Stress sein. Die Chancen, dass ein Kind zwischen der 28. und 32.

Schwangerschaftswoche eine normale Geburt überlebt, sind nicht sehr hoch und wenn doch, so sind starke Behinderungen sehr wahrscheinlich. Ab der 36. Woche wird der Arzt nach Möglichkeit eine normale Geburt anstreben. Selbstverständlich auch nur dann, wenn die Verfassung des Kindes dies zulässt. Erfahrung und die enge Zusammenarbeit mit dem Kinderarzt sind unerlässlich.

Neben all diesen medizinischen Anforderungen an eine Klinik ist es in jedem Fall wünschenswert, dass Mutter und Kind nicht kilometerweit voneinander getrennt, sondern unter einem Dach untergebracht sind, damit die Möglichkeit zu frühen Besuchen besteht.

Auch ein Krankenhaus, das nicht ausdrücklich als perinatales Zentrum ausgewiesen ist, kann alle Bedingungen einer guten Frühgeborenenbetreuung erfüllen. Gerade ein kleines Krankenhaus bietet oft eine angenehmere Atmosphäre. Die fehlende Routine wird durch besonders aufmerksame und liebevolle Behandlung ersetzt. Und auch in kleinen Krankenhäusern gibt es erfahrene, verantwortungsbewusste Kinderärzte und Geburtshelfer.

Über einen Punkt sollten sich Eltern, bei denen ein erhöhtes Risiko zu Komplikationen bekannt ist, völlig klar sein: Anders als bei einem normalen Schwangerschaftsverlauf sind bei einer zu erwartenden Frühgeburt nicht die Lage des Krankenhauses, die Zimmerausstattung oder der Service ein entscheidendes Kriterium für die Wahl der Klinik. Auch wenn Ärzte und Schwestern dort noch so nett sind, auch wenn dort nach den fortschrittlichsten Methoden geboren werden kann, solange dieses Krankenhaus nicht die Gewähr für eine optimale Erst- und Weiterversorgung bieten kann, ist es nicht der richtige Ort für eine Risikoschwangere. Auch wenn die Ärzte in diesem Krankenhaus zusichern können, dass bei der Entbindung ein spezialisiertes

Ärzteteam aus der nächsten Kinderklinik zugegen sein wird, sollte diese Klinik niemals die erste Wahl sein. Ein Transport des Säuglings bedeutet immer ein zusätzliches Risiko. Dies gilt zumindest bei sehr kleinen und unreifen Kindern.

Wenn es irgendwie möglich ist, sollten sich die werdenden Eltern noch während der Schwangerschaft die Klinik ansehen und auch mit den Kinderärzten sprechen. Ist die Station auch für Notfälle ausgerüstet, oder muss das Kind zum Beispiel bei einem Herzfehler verlegt werden? Geht der Arzt bereitwillig auf Sie ein oder blockt er ab? Fühlen Sie sich im Gespräch mit ihm sicher oder eher unwohl? Welche Atmosphäre herrscht auf der Frühgeborenenstation? Fragen Sie alles, was Sie bedrängt, und wägen Sie hinterher genau ab, ob dies die richtige Klinik für Sie ist. Eltern sind in den meisten Fällen medizinische Laien, fachliche Entscheidungen können sie nicht beurteilen, deshalb ist es umso wichtiger, dass sie Vertrauen zu den behandelnden Ärzten haben. Liegen Mutter und Kind erst einmal in einer Klinik, sei es noch während der Schwangerschaft oder bereits nach der Geburt, und haben die Eltern dann den Eindruck, dass diese Klinik nicht die richtige ist, so ist eine Verlegung äußerst schwierig.

2
»Frühchen« ist nicht gleich »Frühchen«

Clara, 1.800 Gramm, wurde in der 35. Schwangerschaftswoche geboren. Ihre Lungen wollten die Funktion noch nicht so recht aufnehmen, so dass sie zwei Tage beatmet werden musste. Stefan wog nur 670 Gramm und wurde in der 28. Woche geboren. Seine Lungen waren voll funktionsfähig, so dass er nur überwacht und im Brutkasten sorgsam aufgepäppelt werden musste. Zwei extreme Beispiele. Dazwischen liegen so viele individuelle Schicksale, wie es Frühchen gibt.

Alle Eltern haben Angst, wenn ihnen ihr Baby nach der Geburt nicht in den Arm gelegt, sondern auf eine Frühgeborenenstation verlegt wird. Mir war damals zum Beispiel völlig unverständlich, wie die Ärzte und Schwestern uns nach der Geburt unseres ersten Kindes beglückwünschen konnten. Unser Sohn wog nur 1.900 Gramm. Er lag irgendwo in einem Brutkasten. Heute ist Maximilian ein gesundes, normales Kind. Die Glückwünsche waren also berechtigt.

So wie Maximilian macht die überwiegende Zahl der Frühchen keine Probleme. Sie sind ein wenig zu klein und untergewichtig, haben Probleme mit dem Wärmehaushalt oder brauchen noch zusätzlichen Sauerstoff. Diese Kinder sind meist schon nach kurzer Zeit zu Hause, und wenn es den Eltern gelingt, die fehlende Liebe der vergangenen Zeit aufzuholen, dann sind die Strapazen bald von allen vergessen.

Aber auch Kinder, die einen problematischeren Start ins Leben hatten und die Hilfe der Intensivmedizin benötigten, gehen ihren Weg später meistens ohne große Probleme. Ihre Belastungen sind natürlich erheblich größer, und sie werden mehr Zeit benötigen, um den Stress dieser Wochen zu überwinden. Aber auch die meisten von ihnen werden an ihrem errechneten Geburtstermin zu Hause sein.

Geburtstermin, Reife und Gewicht

Als »Frühgeborene« werden heute Kinder bezeichnet, die vor dem Ende der 37. Schwangerschaftswoche geboren wurden. Früher gehörten einfach alle Kinder mit einem Geburtsgewicht unter 2.500 Gramm dazu. Das gilt heute nicht mehr, da etwa ein Drittel aller Neugeborenen, die weniger als 2.500 Gramm wiegen, reifer sind, als es ihrem Geburtsgewicht entspricht. Mit anderen Worten: Sie sind für ihre Schwangerschaftsdauer zu klein (»Small for Gestational Age«) oder zu klein für den Geburtstermin (»Small for Date«). Letztere ist die gebräuchlichste Bezeichnung im täglichen Sprachgebrauch der Ärzte. Das Problem dieser Kinder ist nicht die Unreife, sondern das Untergewicht, weil sie im Mutterleib gehungert haben. Sie sind so genannte Mangelgeburten, was ebenfalls besondere Schwierigkeiten nach sich zieht. Entscheidend für das Wohlergehen des Kindes ist jedoch in erster Linie die Reife.

Auch ein termingerechtes Baby wird nach der Geburt nicht nur einfach gewogen. Alle Babys werden nach der Entbindung einem Test unterzogen, der Aufschluss über ihre Verfassung gibt. Diese Untersuchung wird nach der amerikanischen Kinderärztin Virginia Apgar als Apgar-Test bezeichnet (siehe unten). Der Arzt beurteilt Hautfarbe, Atmung, Muskelspannung und Reflexe des Kindes. Für jedes Untersuchungsergebnis gibt es Punkte von 0 bis 2. Hierbei zeigt sich manchmal, dass Frühchen ganz gut in Form sind. So können sie durchaus mehr Punkte erreichen als ein voll ausgetragenes Baby, dem es nicht so gut geht.

Der Apgar-Test

Untersuchung	Punktzahl 0	Punktzahl 1	Punktzahl 2
Hautfarbe	blau oder weiß	rosig blau an Händen und Füßen	am ganzen Körper rosig
Atmung	keine Atmung	schwach und unregelmäßig	kräftig und schreiend
Herzschlag	kein Herzschlag	unter 100/Min.	über 100/Min.
Muskeltonus, Muskelspannung	schlaff	träge Beugung der Arme und Beine	kräftige, aktive Bewegungen
»Antwort« auf das Einführen eines feinen Katheders in die Nase	keine Reaktion	das Baby macht Grimassen	das Baby schreit und wehrt sich

7 bis 10 Punkte (Herzschlag über 100 pro Minute): Das Kind ist gesund, es braucht keine Notfallbehandlung.

4 bis 6 Punkte (Herzschlag 60 bis 100 pro Minute/unregelmäßige Atmung): Das Kind hat Schwierigkeiten, es muss behandelt werden. Seine Haut ist in der Regel bläulich – drohender Sauerstoffmangel. Dieser Zustand wird auch als blaue Asphyxie bezeichnet.
0 bis 3 Punkte (kein Herzschlag oder unter 50 pro Minute/keine oder nur schnappende Atmung): Das Kind muss wiederbelebt, reanimiert werden. Es schwebt im Augenblick in Lebensgefahr. Seine Haut ist weiß und kühl, es ist im Schock. Dieser Zustand wird weiße Asphyxie genannt.

Diese Untersuchung wird nach fünf und zehn Minuten wiederholt, was zu ganz neuen Ergebnissen führen kann. Hatte ein Kind zum Beispiel in der ersten Untersuchung nur 4 bis 6 Punkte, so kann es sich in kurzer Zeit völlig erholen und die erste Gruppe (7 bis 10 Punkte) erreichen. Aber auch Babys, die bei 0 bis 3 Punkten wiederbelebt werden mussten, können schon nach fünf Minuten ihre Beschwerden überwunden haben. Sie müssen allerdings eine Zeit lang genau überwacht werden. Wenn ein Kind nach dem zweiten und dritten Apgar-Test immer noch Schwierigkeiten mit der Atmung und dem Herz-Kreislauf-System hat (weniger als 5 Punkte), so wird es als Risikokind eingestuft, das eine spezielle Behandlung erfordert.

Alle Untersuchungen müssen in wenigen Minuten über die Bühne gehen. Das Frühchen muss sich auf die »feindliche« Umwelt einstellen, obwohl es eigentlich noch einige Zeit in die Geborgenheit des Mutterleibes gehört hätte. Die bei einem termingerechten Baby und erst recht bei einem Erwachsenen perfekt entwickelten Regelsysteme für Körpertemperatur, Ein- und Ausatmung, Verdauung und Ausscheidungen funktionieren noch nicht richtig. Um Körperfunktionen zu ersetzen, die bei einem gesunden Menschen »eingebaut« sind, benötigt das Frühgeborene manchmal ein großes Maß an moderner Technik. Alle Frühchen bedürfen zunächst einmal einer intensiven Überwachung und eines besonders schonenden Umgangs, damit kein Schock ausgelöst und der ohnehin schon labile Zustand des

Kindes sich nicht noch zusätzlich verschlechtert. Alle Maßnahmen sind darauf abgestellt, das Kind zu stabilisieren.
Der Brutkasten ist vorgeheizt, Monitor und Beatmungsgerät stehen bereit. Der Winzling wird in vorgewärmte Tücher gelegt und dann auf den Untersuchungstisch gelegt. Über diesem Tisch ist eine Wärmelampe, damit das Kind nicht durch Temperaturverluste zusätzlich belastet wird. Ein Team erfahrener Ärzte und Schwestern ist darauf vorbereitet, so schnell wie möglich alles zu tun, um dem Säugling das Leben zu erleichtern. Aus der Vorgeschichte der Schwangerschaft und den Ergebnissen der Ultraschalluntersuchungen wissen sie bereits einiges über ihren kleinen Patienten.
Sie konzentrieren sich zunächst darauf, den drohenden Sauerstoffmangel zu verhindern, um eine Schädigung des Gehirns zu vermeiden. Atmet das Kind nicht selbständig, so wird zunächst versucht, seine Eigenatmung anzuregen. Gelingt dies nicht, so muss das Kind künstlich beatmet werden. Nach einer ersten Blutentnahme übernehmen Sonden die Überwachung der Blutgaswerte; sie messen durch die Haut Sauerstoff- und Kohlendioxidgehalt des Blutes. So lässt sich der Sauerstoffgehalt in der Atemluft ziemlich genau auf die Bedürfnisse der Kleinen abstimmen. Ein zu hoher Sauerstoffgehalt im Blut kann nämlich ebenso Schäden verursachen wie ein zu niedriger.
Über den Apgar-Test hinaus werden sofort nach der Geburt noch weitere Untersuchungen durchgeführt, die Aufschluss über die Reife des Winzlings und seinen Gesundheitszustand geben. Viele Reifemerkmale lassen sich dabei schon durch eine äußerliche Untersuchung feststellen. Die Haut ist dünn und faltig, fast durchsichtig. Die schützenden Fettschichten fehlen noch völlig. Eine zarte, flaumige Behaarung am Körper (Lanugobehaarung) zeigt, dass sich das Kind noch in einem frühen Entwicklungsstadium befindet. Die Augenbrauen fehlen noch ganz oder sind erst

in Ansätzen vorhanden, die Fingernägel sind dünn und vielfach noch nicht bis zur Fingerkuppe gewachsen. In den Ohren hat sich der Knorpel noch nicht gebildet, das Ohrläppchen ist flach und lässt sich einklappen. Die Brustwarzen sind flach und klein, an den Fußsohlen zeigen sich nur wenige oder gar keine Hautfalten. Bei Jungen ist oft ein Hoden noch in der Leistenbeuge und nicht im Hodensack ertastbar. Bei Mädchen bedecken die großen Schamlippen die kleinen Schamlippen noch nicht und treten wie Wülste hervor.

Die sorgfältige Bewertung all dieser äußeren Merkmale wird ergänzt durch eine Beurteilung des Verhaltens. Wie liegt das Baby, wie bewegt es sich? Lassen sich seine Beine bis zu den Ohren hochschlagen? Lässt es Arme und Beine schlaff herunterhängen, wenn es auf dem Rücken liegt, oder hält es sie schon gebeugt? Der Grad der Unreife lässt sich anhand einer besonderen Tabelle bestimmen und dieser Punktwert ist für die behandelnden Ärzte eine wichtige Orientierungshilfe.

Besonders gründlich werden bei Frühchen Herz, Lunge und Verdauungstrakt unter die Lupe genommen. Das aus den Atemwegen abgesaugte Sekret wird auf Anzeichen einer beginnenden Infektion hin untersucht. Magensaft und verschlucktes Fruchtwasser werden ebenso abgesaugt und auf mögliche Krankheitskeime hin untersucht. Beim Absaugen kann der Arzt auch eine Verengung oder einen Verschluss der Speiseröhre erkennen. Sollte das der Fall sein, muss das Baby so schnell wie möglich operiert werden, weil es sonst auf normalem Weg keine Nahrung zu sich nehmen kann.

Anschließend wird das Frühchen auf dem schnellsten Wege in die Kinderklinik transportiert. Dieser Weg sollte so kurz wie möglich sein. Die Industrie bietet heute speziell gefederte und ausgestattete Transportinkubatoren an. Ein langer Transport im Notarztwagen oder sogar im Hubschrauber ist jedoch in vielen

Fällen vermeidbar. Deshalb sollte die Mutter bei bekanntem Risiko bereits vor der Geburt in ein Perinatalzentrum verlegt werden, um dem Kind den Transportstress zu ersparen.

In der Intensivstation schließen sich dann sofort weitere Untersuchungen an. Eine Röntgenaufnahme gibt Aufschluss über den Zustand der Lunge. Ultraschallbilder des Gehirns lassen Ort und Größe von Blutungen erkennen. Von jetzt ab ist das Kind 24 Stunden am Tag unter der Kontrolle erfahrener Schwestern und Ärzte, umgeben von einer Technik, die alle Lebensfunktionen ständig überwacht und zum Teil sogar ersetzt.

Das Kind auf der Intensivstation

Der erste Besuch auf der Intensivstation ist immer mit großer Angst verbunden. Hier liegt nicht das kleine süße Baby, das die Mutter mit großen Augen vertrauensvoll anblickt. Hier liegt ein kleiner geschundener Körper im Inkubator, überall mit Kabeln und Schläuchen versehen. Alle Eltern werden hier erst einmal mutlos und stellen sich ängstlich die Frage: »Was machen die mit meinem Kind?«

Die Ärzte versuchen mit allen zur Verfügung stehenden Mitteln, das Leben der Kinder zu erhalten und Folgeschäden abzuwehren. Ohne Apparate, Sonden, Schläuche und Medikamente hätte keines der Babys auch nur die geringste Chance, ohne Behinderungen zu leben beziehungsweise überhaupt am Leben zu bleiben. Es ist jedes Mal ein Kraftakt, dieses Aufgebot an medizinischen Apparaten zu akzeptieren. Manches muss den Kindern »angetan« werden, um ihr Leben zu erhalten. So ist es sicher kein schöner Anblick, wenn der kleine Körper überall mit pfenniggroßen Hautrötungen durch die Blutgasmesssonden übersät ist. Doch um gefährliche Veränderungen der Blutgaswerte (Kohlendioxid und Sauerstoff) rechtzeitig zu signalisieren, müssen die Sensoren auf etwa 44 Grad erhitzt werden. Diese Brandwunden sind nicht lebensbedrohlich und heilen schnell, die Auswirkungen von übersehenem Sauerstoffmangel können dagegen zu lebenslänglichen Behinderungen führen.

Viele Eltern mögen ihr Frühchen nicht auf der Intensivstation besuchen. »Ich kann nicht hinsehen, mir wird immer ganz schlecht«, sagte mir eine Mutter. Dagegen hilft nur, sich zu überwinden und trotzdem immer wieder hinzugehen, um mit der ungewohnten Umgebung vertraut zu werden. Je öfter man zusieht, umso mehr verliert die Technik von ihrem Schrecken. Mit der Zeit werden auch die Eltern lernen, mit den Geräten umzugehen, und schon bevor sie mit Schwestern und Ärzten gesprochen haben, wissen sie, wie es ihrem Winzling geht.

Wie schön, die Reaktion aufs Streicheln wenigstens auf dem Monitor ablesen zu können, wenn das Kind noch nicht durch Augenaufschlag oder Räkeln antworten kann. Und je öfter die Eltern hingehen, umso schneller werden sie lernen, den Blick aufs Kind zu lenken und die technische Atmosphäre um sich herum zu vergessen. Auch bei gleißendem Licht und mit einem total verkabelten Kind lassen sich Grundsteine für eine lebenslange Liebe legen. Für die Kinder bedeutet die Zeit auf der Intensivstation sehr viel Schmerz und Stress. Sie sind dringend darauf angewiesen, dass die Eltern ihre Angst verlieren und so oft wie möglich kommen, um ihnen den schweren Start ins Leben ein wenig zu erleichtern. Ohne High-Tech-Medizin hätten sie keine Überlebenschancen. Doch auch die beste Behandlung kann Liebe und Zuversicht nicht ersetzen.

Wie funktionieren die Apparate eigentlich?

Kennzeichen aller Geräte auf der Intensivstation ist es, dass sie »Hilfs«-Mittel im wahrsten Sinne des Wortes sind. Sie unterstützen die Körperfunktionen des Babys, soweit und solange es diese Hilfestellung braucht. Die technische Entwicklung der letzten Jahre hat sich darauf konzentriert, Methoden und Geräte zu entwickeln, mit denen genau herausgefunden werden kann, was der Winzling im Inkubator benötigt, um nicht durch überflüssige Maßnahmen Schäden zu verursachen. Die rasante Entwicklung der Mikroelektronik hat hier Fortschritte möglich gemacht, die vor zehn Jahren noch nicht denkbar waren.

Der Inkubator

Ein Kind im Kasten aus Plexiglas ist das typische Bild eines Frühgeborenen. Der Inkubator oder »Brutkasten« hilft den Kleinen, ihre Temperatur zu halten. Ein Klimaaggregat sorgt für konstante Lufttemperatur und -feuchtigkeit. Sensoren überwachen das Gerät und verhindern Überhitzung ebenso wie Unterkühlung.
Die Temperatur im Inkubator liegt zwischen 28 und 37 Grad, die Luftfeuchtigkeit zwischen 50 und 100 Prozent. Je besser das Kind seine Wärme halten kann, umso niedriger wird die Temperatur eingestellt. In manchen Fällen übernimmt das Baby auch selbst die Steuerung über eine Hautsonde.
Der Inkubator kann nur ein unvollkommener Ersatz für die Geborgenheit des Mutterleibs sein. Ständig ist das Baby dem Brummen des Brutkastens ausgesetzt. Stößt jemand dagegen, empfindet es das als dröhnenden Schlag. Auf der anderen Seite fehlen ihm natürliche Reize, die es im Mutterleib erfahren hat:

das Schaukeln beim Gehen, die vertrauten Stimmen von Vater, Mutter und Geschwistern.

Die moderne Intensivmedizin bemüht sich, die Phase im Inkubator so kurz wie möglich zu halten und das Kind so schnell wie möglich in ein Wärmebettchen zu verlegen. Außerdem bekommt es auch ohne technische Hilfsmittel auf der Brust der Mutter die nötige Wärme. Diese Methode trägt nachweislich zum guten Gedeihen der Frühchen bei. Aber auch in der Phase davor hilft jede Berührung, jedes Streicheln, um die schnelle Erholung des Kindes zu fördern und eine intakte Eltern-Kind-Beziehung aufzubauen.

Der Monitor

Auffälligstes Gerät neben dem Inkubator ist der Monitor, mit dem die Körperfunktionen überwacht und aufgezeichnet werden. Auf einem Bildschirm zeichnen sich die Kurven von Atmung und Herzfrequenz ab, Leuchtdioden signalisieren die Werte für den Sauerstoff- und Kohlendioxidgehalt im Blut. Bei Bedarf überwacht das Gerät zusätzlich Blutdruck und Körpertemperatur.

Der Monitor ist es auch, der Alarm schlägt, wenn mit dem Kind irgendetwas nicht in Ordnung ist. Sein Piepen alarmiert Schwestern und Ärzte. In den meisten Fällen ist es blinder Alarm, eine verrutschte Elektrode oder eine Bewegung des Kindes. Ein kurzer Blick der Schwester, ein Handgriff, und das Gerät verstummt. Im »Ernstfall« jedoch können die nötigen Maßnahmen unverzüglich eingeleitet werden. Der Monitor gibt dem Arzt darüber hinaus auch wertvolle diagnostische Hinweise. In manchen Fällen werden alle Messwerte der letzten 24 Stunden automatisch aufgezeichnet und bei Bedarf ausgedruckt.

Für die Überwachung von Herzfrequenz und Atmung werden dem Baby drei Elektroden auf die Haut geklebt. Zwei weitere

Elektroden, ebenfalls auf der Haut befestigt, erfassen den Gehalt von Sauerstoff und Kohlendioxid. Das gibt dem Arzt die Möglichkeit, die Beatmung und später die Sauerstoffzufuhr so einzustellen, wie es das Baby braucht; zu viel ist ebenso gefährlich wie zu wenig. Gerade die ständige Kontrolle der Blutgaswerte hat einen großen Teil dazu beigetragen, dass die Chancen für Frühgeborene deutlich besser geworden sind.

Zwei weitere Kabel laufen vom Rücken und den Füßchen zum Monitor. Hiermit wird die Temperatur gemessen. Die Differenz beider Werte darf zwei Grad nicht überschreiten. Durch diese zuverlässige Methode der Temperaturkontrolle wird dem Kind das unangenehme Messen im Po erspart.

Die Beatmungsmaschine

Das ständige Klacken der Beatmungsmaschine begleitet die ersten Tage vieler Kinder auf der Intensivstation. Mit regelmäßigen Luftstößen bläst das Beatmungsgerät über einen Schlauch in der Luftröhre die Lunge des Babys auf. Die Fachbezeichnung dafür, die sich auch auf den Geräten findet, ist IPPV (»Intermittent Positive Pressure Ventilation« = Intermittierende positive Druckbeatmung). Dabei handelt es sich weniger um einen Luftstoß, sondern eher um einen Hauch. Der Druck entspricht etwa dem Sog, den ein Erwachsener erzeugt, wenn er an einer Zigarette zieht. Ein leichter Überdruck sorgt ständig dafür, dass die Lunge nicht in sich zusammenfällt und die Lungenbläschen miteinander verkleben (PEEP genannt, das heißt »Positive End Expiratory Pressure« = Positiver Endausatmungsdruck). Empfindliche Sensoren überwachen Ein- und Ausatmung.

Am Anfang wird das Baby bei jedem Atemzug von der Maschine unterstützt, die Frequenz liegt bei etwa 60 Atemstößen pro Minute. Das Kind passt sich in der Regel dem Rhythmus der

Maschine ohne Probleme an. Manchmal ist es allerdings notwendig, das Kind ruhig zu stellen, um ein Gegenatmen zu verhindern, denn dadurch würde in der Lunge ein gefährlich hoher Druck entstehen.

Sobald das Baby in der Lage ist, selbständig Atemzüge zu machen, wird die Frequenz der Beatmungsmaschine gesenkt. Es gibt dann nur noch Unterstützung bei etwa jedem zweiten oder dritten Atemzug. Wenn schließlich das Baby einigermaßen stabil atmet, hilft die Maschine nur noch mit einem leichten Überdruck (CPAP, »Continuous Positive Airway Pressure« = Kontinuierlicher positiver Atemwegsdruck).

Das Beatmungsgerät überwacht auch die Sauerstoffkonzentration in der Atemluft. Überdruck und hohe Sauerstoffkonzentrationen können das zarte Lungengewebe schädigen. Deshalb sind die Ärzte bemüht, beide möglichst niedrig anzusetzen. Die ständige Überwachung der Blutgaswerte durch die Hautsensoren macht es möglich, Sauerstoffkonzentration und Beatmungsfrequenz schneller als früher zu senken. Das gibt der kleinen Lunge die Chance, auszuheilen und ihre Funktion voll zu übernehmen. Die Weiterentwicklung der Sensortechnik und die Entwicklung von Surfactant haben dazu geführt, dass die Beatmungszeiten und damit auch die Folgeschäden bei Frühgeborenen mehr als halbiert worden sind.

Bei einigen Geräten ist es sogar schon möglich, dass das Kind selbst die Steuerung des Beatmungsgeräts übernimmt und nicht mehr an den starren Rhythmus der Maschine gebunden ist. Registriert der Sensor einen Atemzug des Babys, wird er von der Maschine sanft unterstützt.

Die neue Hochfrequenzoszillation (HFO) ist eine Beatmungsmöglichkeit, die in kritischen Situationen eingesetzt wird. Sie lässt hoffen, dass die Folgeschäden nach schwierigen Beatmungssituationen weiter reduziert werden. Bei der HFO werden sehr geringe Mengen von Luft mit einer sehr hohen Frequenz hin und her bewegt, so dass der Brustkorb des Frühgeborenen nicht mehr sichtbar ein- und ausatmet, sondern nur noch vibriert. Mit dieser Technik gelingt meistens noch eine Sauerstoffversorgung, wenn die übliche Beatmung nicht mehr ausreicht. Ist die kritische Phase überstanden, wird das Kind wieder mit einem normalen Beatmungsgerät weiterbeatmet.

Noch im Bereich der klinischen Studie befindet sich die Beatmung mit Stickstoffmonoxid (NO). Dieses Gas wirkt gefäßerweiternd und sorgt somit für eine bessere Aufnahme von Sauerstoff.

Der Pulsoxymeter

Der Pulsoxymeter misst die Sauerstoffsättigung im Unterhautgewebe. Das Rotlicht, meistens an einem Finger befestigt, muss nicht geheizt werden und ist deshalb für die Kleinen wesentlich schonender.

Der Perfusor®, Injectomat® u.a.

Diese Geräte sorgen dafür, dass das Baby Nährstoffe und Medikamente bekommt. Der Kolben einer Spritze wird in einem genau definierten Tempo vorangeschoben. Über einen Plastikschlauch läuft das Medikament oder die Nährlösung dann direkt zu einer Kanüle in der Vene des Babys. Die Schwestern stellen ein, wie viel Milliliter pro Stunde das Kind bekommen soll. Auch hier wird wieder die Funktion des Gerätes ständig überwacht, und ein Piepton zeigt an, wenn die Infusion durchgelaufen ist.

Die speziellen Probleme der Frühgeborenen

Durch die Unreife all jener Organe oder Organsysteme, die die Lebensfähigkeit nach der Geburt garantieren müssen, sind Frühgeborene besonders gefährdet.

Atmungsorgane

Das Umschalten auf die Energieversorgung durch Einatmen von Luft durch die Lunge setzt eine hinreichende Reifeentwicklung der Lunge voraus. Je unreifer ein Frühgeborenes ist, desto schwieriger ist der Übergang von Sauerstoff aus der Atemluft durch die »Atembläschen« (Alveolen) der Lunge ins Blut, weil sie noch nicht zum »Gasaustausch« fähig sind. Auch fehlt bei jungen Frühgeborenen der Surfactant-Faktor, eine oberflächenaktive chemische Verbindung, die die Entfaltung der Lungenbläschen unterstützt und diese nach Beginn der Atmung offen hält. In den nicht entfalteten Lungenbläschen bilden sich feine Häutchen aus Eiweiß (hyaline Membrane), die eine normale Atmung behindern. Dies bezeichnet man als so genanntes Atemnotsyndrom oder Hyalines Membransyndrom. Etwa 15 Prozent aller zu früh geborenen Babys droht dieses Problem, das zu Sauerstoffmangel und all seinen gefürchteten Komplikationen führt. Deshalb müssen diese Kinder mit zusätzlichem Sauerstoff versorgt werden. Entweder durch die Anreicherung der Atemluft im Brutkasten oder durch maschinelle Beatmung. Durch den Beatmungsschlauch können den Kindern inzwischen auch Surfactant-Präparate zugeführt werden. Die vorgeburtliche Gabe von Cortison stimuliert in einigen Fällen die Ausreifung des Surfactant-Faktors schon vor der Geburt.

Während früher diese Kinder in höchstem Maße gefährdet waren, überstehen heute 75 Prozent der beatmeten Kinder diese

Phase gut. Nur noch bei ca. 10 bis 15 Prozent der Frühgeborenen treten die so sehr gefürchteten Komplikationen wie Pneumothorax – das Reißen von Lungenbläschen mit den lebensbedrohlichen Folgen eines Blutdruckabfalls und Sauerstoffmangels – oder die Bronchopulmonale Dysplasie – Zellveränderungen in der Lunge – auf. Letztere führt zu einer verminderten Dehnbarkeit (Versteifung) der Lunge und später dann zu einer erhöhten Anfälligkeit für Bronchitis, Infekte und Lungenentzündungen.

Die funktionelle Reife der Atmungsorgane ist einer der wesentlichen Faktoren, die über die Lebensfähigkeit eines zu früh geborenen Kindes entscheiden.

Zentrales Nervensystem (Gehirn)

Das Gehirn ist das zentrale Regulationsorgan. Atmung, Kreislauf und Temperatur, aber auch Muskelspannung und fast alle Stoffwechselvorgänge, die über die Ausschüttung von Hormonen funktionieren, werden vom Gehirn gesteuert.

Regulationsstörungen des Gehirns, die durch seine Unreife entstehen, können zu Atemstillständen (Apnoen), Herzfrequenzveränderungen und Krämpfen führen. Die Unreife des Gehirns ist schließlich in vielen Fällen der Anlass, ein Frühgeborenes an ein Beatmungsgerät anzuschließen, weil das Gehirn noch nicht in der Lage ist, Ein- und Ausatmung so zu steuern, dass das Frühgeborene einerseits genügend Sauerstoff aufnimmt, andererseits die angefallene Kohlensäure abgibt. Das Beatmungsgerät nimmt dem Gehirn diese Steuerfunktion ab.

Das Gehirn von Frühgeborenen ist besonders anfällig für Blutungen. Die zarten Blutgefäße haben in dem noch unreifen Hirngewebe wenig Halt und reißen bei möglichen Belastungen leicht ein. Auch werden alle Druckveränderungen im Blutgefäßsystem des Körpers beim kleinen Frühgeborenen direkt an die Hirngefäße weitergegeben, da sie noch nicht in der Lage sind, den Druck im Gehirn zu regulieren. Es kommt zu Blutungen in verschiedenen Bereichen, meist um die Hirnkammern herum, wo die Blutgefäße besonders dicht sind. Viele dieser Blutungen bleiben ohne Folgen, eine Minderheit kann zu Problemen führen. Mit den heute verfügbaren Ultraschallgeräten wird man im Allgemeinen recht gute Vorhersagen treffen können, ob eine eingetretene Blutung Anlass zu Sorgen gibt oder nicht.

Der Schweregrad der Hirnblutung wird in vier Grade eingeteilt. Bei Hirnblutungen III. und IV. Grades besteht ein erhöhtes Risiko für spätere Entwicklungsstörungen. Ebenso steigt das Risiko für einen Hydrozephalus, wobei durch rechtzeitige und gezielte Nachsorge wie Krankengymnastik und Frühförderung auch hier noch vieles abgemildert und aufgefangen werden kann. Als Folge von Hirnblutungen kann es geschehen, dass das sich ständig neu bildende Hirnwasser (Liquor) nicht mehr abfließen kann. Es staut sich im Hirninneren (in den Ventrikeln) und dehnt dabei die noch nicht zusammengewachsenen Schädelknochen aus. Eine rechtzeitige Operation (Ventrikeldrainage) kann Folgeschäden verhindern. Eine weitere Folgeerscheinung von Hirnblutungen (aber auch anderer Einflüsse wie Sauerstoffmangel oder Hirnhautentzündungen) können Krampfanfälle sein. Hierbei kommt es zu plötzlichen elektrischen Entladungen in einzelnen Gehirnzellen oder Bereichen des Gehirns.

Zu den lebenswichtigen Aufgaben des Gehirns gehört auch die Temperaturregulation. Frühgeborene haben Schwierigkeiten, ihre Körpertemperatur zu halten, sie gegen eine zu hohe oder zu niedrige Außentemperatur »zu verteidigen«. Das wird begünstigt durch das fehlende Fettpolster, welches sich erst in den letzten vier Schwangerschaftswochen entwickelt und das zur Wärmeisolierung des reifen Neugeborenen beiträgt. Temperaturkontrolle von Geburt an und Unterbringung im Inkubator müssen eingesetzt werden, um eine normale Körpertemperatur und damit auch einen sinnvollen Energiehaushalt des Frühgeborenen zu garantieren.

Immunsystem

Frühgeborene sind in hohem Maße gefährdet durch Infektionen. Ihr Immunsystem ist noch kaum in der Lage, Infektionserreger zu erkennen und zu bekämpfen. Reife Neugeborene erhalten in den letzten drei bis vier Schwangerschaftswochen Immunstoffe ihrer Mutter durch die Plazenta, die für eine ganze Reihe von Erregern Schutz vermitteln. Frühgeborene müssen nicht nur vor Infektionen aller Art geschützt werden, wozu sich der Inkubator eignet, sie müssen auch beim geringsten Verdacht mit allen zur Verfügung stehenden Mitteln behandelt werden. Eine nicht rechtzeitig erkannte und behandelte Infektion kann in wenigen Stunden zur Katastrophe führen. Deshalb wird eher zu früh mit einer Behandlung begonnen, die bei negativen Laborergebnissen wieder eingestellt werden kann, als Gefahr zu laufen, eine beginnende Infektion bei Frühgeborenen zu übersehen.

Magen-Darm-System

Frühgeborene brauchen viel Nahrung, wenn sie den Mutterleib verlassen haben. Sie müssen ja große Wachstumsschübe nachholen. Aber das ist problematisch. Im Allgemeinen können Frühgeborene weder hinreichend saugen noch zuverlässig schlucken, noch ist ihr kleiner Magen in der Lage, ausreichend große Nahrungsmengen aufzunehmen. Noch größer ist die Gefahr, dass die zugeführte Nahrung wieder herausläuft und – da das Frühgeborene auch nicht husten kann – »in die falsche Kehle«, nämlich die Luftröhre, gelangt und die Atemwege verstopft. Sehr unreife Frühgeborene dürfen also zunächst noch keine Nahrung zum Trinken bekommen. Sie können allenfalls mit einer Sonde gefüttert werden, mit Mengen von anfänglich nur wenigen Millilitern pro Tag und unter Kontrolle der Restmenge im Magen jeweils vor der neuen Mahlzeit.

Bis zu dem Zeitpunkt, an dem die volle Nahrungsmenge über den Magen zugeführt werden kann, muss man sich mit Ernährung durch die Vene (intravenöse oder parenterale Ernährung) behelfen, was durchaus möglich ist. Auch muss meist beim geringsten Auftreten von Störungen die Nahrung sofort wieder abgesetzt und erneut auf intravenöse Zufuhr zurückgegriffen werden. Der Darm des Frühgeborenen ist außerordentlich empfindlich und darf nicht überlastet werden.

Die Fähigkeit, Nährstoffe zu verdauen und ihre Abbauprodukte ins Blut zu überführen (zu resorbieren), ist beim Frühgeborenen sehr begrenzt. Jegliche Überlastung kann zu Durchfall und schweren Darmstörungen führen, die mit Wasser- und Energieverlusten einhergehen und mühsam gewonnenes Terrain verloren gehen lassen.

Auch Babys, die »nur« zu klein sind, haben häufig Probleme mit der Nahrungsaufnahme. Sie können dann ihren Blutzuckerspiegel nicht konstant halten, weil ihnen Reserven fehlen. Deshalb wird gewöhnlich Glukose (Traubenzucker) direkt in die Vene gegeben. Dadurch wird ein zu niedriger Blutzuckerspiegel (Hypoglykämie) vermieden, der sonst zu einer Schädigung der Hirnzellen führen kann. Außerdem ist das Baby durch diese Art der direkten Energieversorgung eher in der Lage, eigene Reserven aufzubauen.

Wie stehen die Chancen?

»Vor fünfzehn Jahren hätte Ihre Tochter nicht überlebt«, sagte uns die Ärztin auf der Intensivstation. Nach acht Wochen holten wir unser immer noch winziges, aber gesundes Baby nach Hause. Friederike war viel zu früh in der 31. Schwangerschaftswoche mit nur 1.120 Gramm zur Welt gekommen. Viel zu unreif, um in dieser Welt bestehen zu können. Sie konnte nicht atmen, nicht trinken, nicht Wasser lassen. Ihre Herzfrequenz sank häufig ab, und ihre Verdauung funktionierte auch nicht. Ein hilfloses Bündel Mensch, das die schützende Hülle des Bauches noch so dringend gebraucht hätte. Dennoch standen ihre Chancen nicht schlecht. Das war 1986. Friederike ist heute ein fröhliches elfjähriges Mädchen, und niemand sieht und merkt ihr die Strapazen ihrer ersten Lebenswochen mehr an.

Babys, die nach der 32. Schwangerschaftswoche mit einem Gewicht von mehr als 1.500 Gramm auf die Welt kommen, haben schon seit langem gute Chancen, zu einem normalen Kind heranzuwachsen, dem man in keiner Beziehung mehr anmerkt, dass es zu früh kam.

Am stärksten bemerkbar gemacht hat sich der Fortschritt der Intensivmedizin bei Kindern mit einem Gewicht zwischen 1.000 und 1.500 Gramm, die in der Regel zwischen der 27. und 30. Schwangerschaftswoche geboren sind. Heute überleben über 90 Prozent dieser Kinder, und nur bei etwa 12 bis 15 Prozent von ihnen kommt es zu Entwicklungsstörungen, die zudem meist durch eine gezielte Behandlung, etwa Krankengymnastik, behoben werden können.

Große Erfolge sind auch bei Kindern mit einem Geburtsgewicht zwischen 750 und 1.000 Gramm, die vor der 27. Woche geboren werden, erzielt worden. Gab es hier früher kaum realistische

Lebenschancen, so überleben heute etwa 60 Prozent dieser Babys. Davon leiden etwa 20 Prozent unter Entwicklungsstörungen, die behandelt werden müssen. Meine jüngste Tochter Isabelle wurde mit nur 750 Gramm in der 28. Woche geboren, und unsere Hoffnungen waren ebenso wie die der Ärzte nicht gerade groß. Heute mit fast fünf Jahren ist sie zwar recht klein für ihr Alter – nur ein laufender Meter mit einem Fliegengewicht von nur 15 Kilo –, aber ausgesprochen gesund, robust und fröhlich. Als Folge ihrer Frühgeburt (Retinopathia) benötigt sie zwar eine Brille, aber das kommt auch bei normalgewichtigen Kindern vor.

Selbst bei einem Geburtsgewicht unter 750 Gramm und vor der 25. Schwangerschaftswoche gelingt es heute erfahrenen Ärzteteams, Kinder durchzubringen. Zurzeit liegen die Grenzen bei der 24. Schwangerschaftswoche. Die Chancen sind hier aber nach wie vor sehr gering, weil die Kinder extrem unreif sind. Es gibt jedoch auch Ausnahmen. So kam zum Beispiel in der Düsseldorfer Uniklinik ein kleiner Junge mit 520 Gramm zur Welt. Das Ärzteteam hatte sich bereits auf Wiederbelebungsmaßnahmen eingerichtet. Doch das winzige Kerlchen atmete spontan selbst und hatte auch später keine Probleme mit der Atmung.

Fälle wie dieser zeigen, dass die statistischen Werte immer nur eine grobe Orientierung sein können. Jedes Frühchen hat seine eigene Geschichte und seine eigenen Belastungen durchzumachen. Es lassen sich nicht alle Faktoren beeinflussen, und selbst erfahrene Ärzte tun sich schwer, exakte Prognosen abzugeben.

3
Die Situation der Eltern

Zwischen Angst und Hoffnung

Kündigt sich eine Frühgeburt an, so kommen auf die Eltern eine ganze Menge Belastungen zu – in seelischer, körperlicher und organisatorischer Hinsicht. Besonders hart ist die Mutter davon betroffen, sie hat vorausgeplant und sich oft schon genau vorgestellt, wie es sein wird.

Du hast alles geregelt: Das Bett ist reserviert in der fortschrittlichen Klinik, wo der Arzt deine Schwangerschaft seit Anbeginn beobachtet und begleitet. Du versäumst keinen Untersuchungstermin, vierzehntägig inzwischen, weil sie sehr sorgfältig mit dir umgehen, denn immerhin hast du einmal Pech gehabt.
Du willst es unbedingt haben, das, was dir beim ersten Mal versagt war: das große Ganze, dieses Totale, die Explosion aus Schmerz und Freude, den Glücksschwall, der aus dir bricht und über dich kommt, glitschig auf deinen schlaffen Bauch, zwischen die Riesenbrüste, die darauf warten, endlich alles hergeben zu können. Und du wirst es festhalten und euch beide in einen ersten kleinen gemeinsamen Schlaf streicheln ... nicht eine Sekunde wirst du es dir wegnehmen lassen. *(Link, 1981, S. 207)*

Aber dann kommt alles ganz anders. Die Schwangere muss vielleicht wochenlang in der Klinik liegen, ruhig gestellt am Tropf, voll gepumpt mit Medikamenten. Die natürlichste Sache der Welt, ein Kind zu bekommen, ist zur Bedrohung geworden: zur Bedrohung ihres Lebens, des Lebens ihres Kindes und ihrer Interessen. In dieser Situation ist eine Schwangerschaft überhaupt nicht mehr schön. Alle Berichte und Bilder über einen glücklichen Verlauf, die Zeit der freudigen Erwartung, erscheinen wie Hohn.

Ich liege verstummt in einer schwammigen Ruhe. Wo sind die Tage der klaren Erwartungen? Ich habe mich aus der Hand gegeben. Kein Wunsch in mir als der, mich den Anweisungen des Arztes zu fügen. Für wen ersinne ich diese Flut von Rechtfertigungen, Entschuldigungen ... habe ich wirklich in seinem Blick gesehen: »Was haben Sie da gemacht!« Er ist sanft und besorgt, aber ich weiß, dass er nicht mehr an mich glaubt, mich der Erkenntnis überlässt, dass meine Schwangerschaft nun eine Krankheit sei, Ausgang ungewiss, und dass es für ihn jetzt nichts anderes zu tun gibt, als die Ursache dieser Krankheit zu finden, mit dem ganzen ihm zur Verfügung stehenden Apparat und seinem Wissen. Ich bin nicht mehr die Frau, der man einen Teil der Verantwortung übertragen kann. Ich bin ein Fall. Das andere: der stille Raum mit dem gedämpften Licht, seine schattigen Bewegungen und die der Hebamme oder von J., der meine Hand hält, meine Entscheidung, ob ich hockend oder kniend oder seitlich ... das große Fest ist für die Gesunden. *(Link, 1981, S. 208)*

Hier geht es nicht mehr darum, sich vorzubereiten auf den großen Augenblick und alles so zu richten, dass der neue Mensch liebevoll auf der Welt empfangen werden kann. Hier geht es nur noch darum, Zeit zu gewinnen. Jeder Tag länger bedeutet bessere Chancen für das Kind. Viele Frauen fühlen sich in dieser Situation zur »Gebär-Mutter« degradiert. Ihr Gefühlsleben schwankt zwischen Angst, Sorge, Wut, Hoffnung und Enttäuschung.

> Ich will kein Kind. Wozu das alles? Nie mehr werde ich es versuchen. Ich will nur noch, dass das hier aufhört, und wenn ich lebendig hier rauskomme, will ich nie mehr so liegen, so am Rande von allem ...
> Ich bin nichts als ein schwerer Körper, der versagt hat und deshalb mit Apparaten und Schläuchen auf einer harten, dreigeteilten Liege festgehalten und bewacht werden muss. Eine Nacht, einen Tag, noch eine Nacht und noch einen Tag liege ich schon auf dieser Folterbank, ohne Essen, ohne Trinken, jederzeit bereit zum Eingriff. Mein Rücken fühlt sich an wie grün und blau geprügelt. Niemand darf zu mir. *(Link, 1981, S. 212f)*

Manchmal waren alle Qualen vergeblich, mit Rücksicht auf den gesundheitlichen Zustand von Mutter oder Kind kann nicht länger gewartet werden. Das Kind muss geholt werden, obwohl nicht sicher ist, dass es überlebt und obwohl die Mutter weiß, dass sie es gleich nach der Geburt hergeben und auf die Intensivstation bringen lassen muss, weil dies seine einzige Chance überhaupt ist. Eine Mutter berichtet:

Als ich erfuhr, dass der Kaiserschnitt nicht länger hinauszuschieben war, blieb ich seltsam unberührt. Ich tobte nicht und weinte nicht. Aber ich hasste alle: das Kind, die teilnahmsvollen Ärzte und die lieben Schwestern, meinen Partner, der mich in dieser ganzen Zeit keine Minute allein gelassen hatte, und am meisten mich selbst.

Nicht viel besser sieht es aus, wenn die Frühgeburt plötzlich, ohne jede Vorbereitung kommt. Nach allen Strapazen der Schwangerschaft wird die Mutter nicht mit einem süßen kleinen Baby im Arm »belohnt«. Für eine Frühchenmutter ist die Welt nach der Geburt noch nicht in Ordnung, Angst und Enttäuschungen werden noch eine Weile ihr Leben begleiten.
Ob diese Gefühle aber ihr Leben und ihr Verhalten dem Kind gegenüber beherrschen werden, hängt in einem großen Maß vom Verhalten der Umwelt ab. Findet sie keine liebevolle Atmosphäre und wird sie nicht selber bemuttert, werden deprimierende Gefühle überwiegen. Allein gelassen mit allen Nöten,

bleibt ihr kein Platz für positive Gefühle wie Hoffnung, Zuversicht und Liebe. Um nicht noch stärker leiden zu müssen, wird sich die Frau vor einer zu engen Bindung an ihr Kind schützen müssen – zumindest solange noch nicht sicher ist, dass es überlebt.

Ich habe ein Kind. Ich habe kein Kind. Es liegt am anderen Ende der Welt in einem durchsichtigen dröhnenden kleinen Kasten und ich habe es noch nie gesehen. Man sagt, es sei kräftig und es gehe ihm zunehmend besser. Ich misstraue allem. Man belügt mich, damit ich nicht durchdrehe. Ich misstraue meiner Hoffnung, die mich schon einmal betrogen hat. *(Link, 1981, S. 213)*

Das Kind wird als Auslöser dieses Stimmungstiefs erlebt. Andererseits leidet die Frau auch unter der fehlenden Liebe zu ihrem Kind. Sie wird ihren eigenen Erwartungen und denen ihrer Umwelt nicht gerecht. Ein Teufelskreis, der nur schwer allein zu durchbrechen ist.

Sicher ist auch ein Frühchenvater seelisch nicht gerade in »Höchstform«. Aber er ist zumindest nicht ans Krankenbett gebunden und somit beweglich. Gerade die direkte Betroffenheit des Vaters kann die Mutter dabei unterstützen, ihre Gefühle wieder zu ordnen. Gemeinsame Gespräche über das Kind, die Zukunft und die Dinge, die man von ihr erwartet, sind eine große Hilfe. Aber auch gemeinsam weinen und leiden zu können, sich gegenseitig zu trösten schafft eine tragfähige Basis für die kommende Zeit.

Ich meine hier nicht Trost im Sinne von abwiegeln. Platitüden wie »es wird schon werden« oder »ist doch nicht schlimm, mach dir keine Sorgen« sind keine Hilfe für die betroffene Mutter. Ich meine vielmehr ein tiefes Empfinden für ihre Situation. Eine Frühchenmutter hat, aus welchen Gründen auch immer, das Leben nicht unversehrt weitergegeben. Eine Aufgabe, die Generationen von Frauen geleistet haben, hat sie nicht vollbracht. Fragen nach dem Sinn des Lebens gewinnen plötzlich an Bedeutung. »Warum? Warum gerade ich?« Wie sehr Hoffnung und Verzweiflung, Leben und Sterben miteinander verbunden sind, wird vielleicht zum ersten Mal in dieser Intensität erlebt. Viele Frauen werden ihrem eigenen Körper gegenüber sehr misstrauisch und verlieren das Vertrauen in ihn.

Aber auch Misstrauen gegenüber dem Kind kann entstehen. »Warum ist es zu früh gekommen, ist es nicht gesund?« »Warum hat dieses Kind mich nicht ausgehalten?« Eine Frühchenmutter ist zutiefst in ihrem Selbstbild verletzt. Sie ist nicht mehr eins mit sich und ihrem Leben. Und schon gar nicht kann sie sich mit dem Kind als Einheit empfinden. Fragen der Schuld tauchen auf, ebenso wie Fragen nach der Bedeutung dieses Geschehens – für sich selbst und für das Kind. Nur in einer Umgebung, die für alle Fragen und Gedanken offen ist, kann die Frau Antworten finden. Sicher ist es unmöglich, alle bedrängenden Aspekte direkt und noch in der Klinik zu klären. Meistens wird die Frau auch selbst nicht alles, was sie bewegt, sofort formulieren können. Wichtig ist eine Atmosphäre, die Gedanken, Ängste und Zweifel zulässt und aufnimmt und nicht im Keim erstickt. Damit eine Wunde heilt, muss sie gründlich gereinigt werden, und der Eiter muss abfließen können. Ist sie erst nach außen verschlossen und eitert innerlich weiter, wird auch gesundes Gewebe zerstört, und alles wird noch schlimmer. Genauso ist es auch im seelischen Bereich. Idealerweise wird die Frau in dieser Zeit von einer geliebten und vertrauten Person begleitet, die für alle Fragen offen ist und genügend Zeit für sie hat. Aber ein einzelner Mensch, auch ein noch so liebender Partner, kann durch diese Situation überfordert sein. Gute Gespräche mit erfahrenen Ärzten, Schwestern, Freunden und Verwandten sind ein wichtiger Beitrag zur emotionalen Stabilisierung. Nicht zuletzt das Gespräch mit anderen Betroffenen ist eine große Hilfe bei der Klärung der eigenen Gefühle. Mittlerweile gibt es in fast allen Kliniken Elterngruppen von früh geborenen Kindern. Fragen Sie danach. Keiner kann so gut verstehen, was Frühchenmütter und -väter bedrängt, wie andere betroffene Eltern.

Häufig reicht das, was die Umwelt zu geben hat, nicht aus. Anstatt sich gegenseitig zu stützen, quälen sich die Partner mit Vorwürfen. Jeder wirft dem anderen vor, versagt zu haben: »Noch nicht einmal ein richtiges Kind hast du zustande gebracht.« Probleme im Zusammenleben treten oft mit erschreckender Intensität ins Bewusstsein. Was unter normalen Umständen eine »reinigende« Kraft hätte, kann in dieser Situation, in der beide Partner sehr weich und verletzlich sind, zu einem »Familiendrama« führen. In den letzten Schwangerschaftswochen treten Konflikte mit der Elternrolle im Allgemeinen in den Hintergrund und machen einer positiven Erwartungshaltung Platz. In die Pläne und Phantasien der werdenden Eltern wird das Baby verstärkt mit einbezogen. Die Geburt wird in der letzten Schwangerschaftsphase auf der physischen und psychischen Ebene vorbereitet. Dieser Prozess wird bei einer Frühgeburt abrupt unterbrochen. Nie ausgesprochene Unstimmigkeiten und Aggressionen auch dem Kind gegenüber können zum Ausbruch kommen.

Eigentlich sollte jedes Paar, das mit dem Problem einer Frühgeburt konfrontiert wird, die Möglichkeit erhalten, mit einem kompetenten Therapeuten zu sprechen. Das ist leider noch völlig unüblich. Aber spätestens zu einem Zeitpunkt, wenn destruktive Handlungen überwiegen, sollte die Erfahrung eines Psychologen oder Psychotherapeuten genutzt werden. Dadurch, dass seelische Bedrängnis immer noch zu den großen Tabus in dieser Gesellschaft gehört, gestehen sich viele Eltern diesen Schritt nicht zu. Niemand käme andererseits auf die Idee, einen abgeschnittenen Finger selbst wieder anzunähen.

Besonders allein stehende Mütter sind auf Hilfe von außen angewiesen. Die Familie und der Freundeskreis sind in einem extremen Maße gefordert, die Frau zu unterstützen und gleichzeitig eine Nabelschnur zum Kind herzustellen. Gerade hier kann jedoch auch das Gespräch mit einem Therapeuten eine wichtige Hilfe sein.

Zwar wird oft der Wunsch geäußert, allein zu sein, aber in 90 Prozent aller Fälle will die Frau nicht wirklich allein sein. Es gehört viel Fingerspitzengefühl dazu, herauszuhören, was eine Mutter in dieser Situation wirklich will. Einige Frauen sind am besten in einem Einzelzimmer aufgehoben, wo persönliche Gespräche wesentlich besser geführt werden können als in einem Mehrbettzimmer, manche fühlen sich in der Gemeinschaft anderer Frauen wohler. Aber auf gar keinen Fall sollte die Frühchenmutter das Zimmer mit einer »glücklichen« Mutter und ihrem »3.000-Gramm-Baby« teilen müssen. Gefühle der Schuld und des Versagens werden dann unnötigerweise immer wieder heraufbeschworen.

Nach der Geburt unseres ersten Kindes waren Lutz und ich bis spät in die Nacht zusammen. Wir haben über vieles gesprochen. Jeder hat versucht, dem anderen zu erklären, wie es für ihn ist, und wir haben viel geweint. Zum Teil aus Angst um unser Kind, aus Angst, dass es sterben könnte, zum Teil aus Enttäuschung, dass wir jetzt allein waren, und zum Teil aus einer nicht fassbaren Traurigkeit heraus. Aber wir waren zusammen, so nah wie nur selten. Diese tiefe Verbundenheit hat vieles wieder »gut« gemacht.
Bei der Geburt unserer Tochter habe ich die ganze Zeit den Augenblick herbeigesehnt, an dem wir endlich allein in einem Zimmer sein würden. Diesmal meinte eine Hebamme, es sei wichtiger, dass ich schlafe, und sie gab mir ein Schlafmittel. Es war schrecklich und hat uns um vieles betrogen.

Es ist äußerst wichtig, einer Frau nach der Geburt eines Frühchens oder eines kranken Kindes die Möglichkeit zum Traurigsein zu lassen. Sie muss weinen dürfen, so lange, bis keine Tränen mehr da sind. Sie hat Beängstigendes hinter sich und Beängstigendes vor sich. Das alles muss sie abgeben dürfen, und sei es durch stundenlanges Weinen. Beruhigungs- und Schlafmittel können den Schmerz nur dämpfen, aber niemals heilen. Gemeinsam mit einem geliebten und vertrauten Menschen leiden und hoffen zu können ist die beste Voraussetzung, wieder ein körperliches und seelisches Gleichgewicht zu finden.

Zu wissen, dass man mit seinem Schmerz nicht allein ist, dass jemand versteht und mitleidet, wird vieles lindern können. Aus dem Gefühl heraus, geliebt und in der Not nicht fallen gelassen, sondern aufgefangen zu werden, kann die Frau sich dem Kind zuwenden und ihre ganzen Kräfte mobilisieren. Der Vater kann in dieser Zeit zur wichtigsten Person für Mutter und Kind werden, er wird auch die Verbindung zwischen beiden herstellen. Da er nicht im Bett liegen muss, kann er regelmäßig auf die Intensivstation gehen, um das Kind willkommen zu heißen. Er kann seiner Frau ein Bild mitbringen und ihr berichten, wie es dem Baby geht. Ein besorgter und liebender Mensch wird leichter die richtigen Worte bei der Übermittlung von zum Teil traurigen Informationen über das Kind finden als ein Arzt. Und je genauer die Mutter weiß, wie es um ihr Baby steht, umso weniger muss sie sich mit schrecklichen Phantasien quälen.

Auf der einen Seite wollte ich immer, dass mein Mann bei unserer Kleinen ist, damit sie nicht so allein sein musste, auf der anderen Seite sollte er aber auch immer ganz schnell wieder zu mir kommen, um mir von der Kleinen zu erzählen. Und bei alledem sollte er sich auch noch rührend um unseren Großen kümmern, damit der nichts vermisste.

Das alles ist natürlich eine große Belastung für einen einzigen Menschen. Auch der Vater braucht Unterstützung. Wenn Freunde oder Verwandte ihm den Alltag ein wenig aus dem Weg räumen, das Einkaufen, Kochen und Aufräumen erledigen, kann er sich relativ unbelastet auf das Wesentliche konzentrieren.

Sicher ist es wichtig, dass auch die älteren Kinder die Mutter besuchen. Kinder können so herrlich viel Lebensfreude vermitteln. Aber sie sollten nicht bei jedem Besuch dabei sein. Es muss viel Zeit für Zweisamkeit bleiben, für Augenblicke, in denen sich niemand zusammennehmen muss, in denen man sich einfach gehen lassen kann.

Die Trennung vom Kind

Egal wie liebevoll und »richtig« sich die Umgebung auch verhält, letztlich braucht die Mutter ihr Kind. Das kann nichts und niemand ersetzen. Eine Säuglingsschwester erzählte folgende Geschichte:

Eine Frau hat nach der Entbindung eines Frühchens nur geweint und die ganze Station »rebellisch« gemacht. Über alles und jedes hat sie geschimpft. Niemand konnte ihr etwas recht machen, auch mit ihrem Mann hat sie nur gestritten. Alles in allem war es so schlimm, dass ein Psychiater hinzugezogen wurde.
Als die Frau einmal in die Kinderklinik kam, habe ich sie mit auf die Station genommen. Das war damals noch verboten – die Frühchenstation war noch eine Isolierstation. Die Frau konnte ihr Baby anfassen und auf den Arm nehmen. Einen kurzen, verbotenen Augenblick lang. Danach war sie so verändert, dass die Schwestern von der Frauenstation bei mir angerufen haben, um zu erfahren, was passiert war. Von dem Moment an war diese Frau plötzlich ausgeglichen und weinte nicht mehr.

Und eine Mutter berichtete:

Nach Christians Geburt schlief ich drei Tage und zwei Nächte nicht. Keines der Schlafmittel, die man mir gab, schlug an. Die Ärzte und Schwestern glaubten schon, ich sei tablettenabhängig und würde nur noch auf ganz starke Mittel reagieren. Nachdem ich mein Kind dann gesehen hatte, schlief ich die ganze Nacht ohne eine einzige Tablette.

Liegt das Kind in einer anderen Klinik als die Mutter, so sollte sie sich möglichst bald verlegen lassen. Besonders wenn abzusehen ist, dass sie einen längeren Klinikaufenthalt, etwa nach einem Kaiserschnitt, benötigt. Zehn Tage können unendlich lang werden. Ist sie in der Nähe des Kindes, so kann sie schon wenige Tage nach der Entbindung zu ihrem Kind. Vielleicht muss sie zuerst noch im Rollstuhl hingefahren werden. Aber das ist auf jeden Fall viel früher möglich als eine anstrengende Autofahrt. Ist die Mutter wegen auftretender Komplikationen längere Zeit ans Bett gebunden, so kann das Kind eventuell im Transportinkubator zu ihr gebracht werden. Ein Klinikwechsel kann also sehr wohl sinnvoll sein, auch wenn Krankenhäuser solche Aktionen oft nicht gern sehen.

Aber auch nach einer normalen Geburt gestaltet sich der Kontakt zum Baby viel schwieriger, wenn Mutter und Kind in verschiedenen Häusern untergebracht sind. Anstrengende Autofahrten sind nötig, und die Mutter ist unter Umständen immer darauf angewiesen, dass sie jemand zu ihrem Kind bringt.

So wichtig und sinnvoll es ist, ein Risikokind in einer speziell dafür ausgestatteten Klinik zur Welt zu bringen, so wichtig ist es auf der anderen Seite, dass das Kind in der Nähe der Mutter ist. Wohnen die Eltern weit von einem solchen Frühgeborenenzentrum entfernt, sollten sie das Kind, sobald es keine besonderen Intensivpflegemaßnahmen mehr benötigt, in ein lokales Krankenhaus verlegen lassen. Das erspart lange Anfahrtswege und erleichtert die Zeit bis zur Entlassung des Kindes erheblich. Allerdings sollte man sich das Krankenhaus vorher genau ansehen. Nicht alle Krankenhäuser, besonders kleinere, lokale Kliniken, erlauben einen intensiven Mutter-Kind-Kontakt.

Beim ersten Besuch sollte die Mutter möglichst nicht allein mit dem Baby sein. Selbst wenn das Kind nicht auf der Intensivstation liegt und nicht verkabelt ist, sondern »nur« im Brutkasten liegt, ist es wichtig für sie, einen lieben Menschen an der Seite zu haben, der sie in dieser Situation unterstützt.

Schuldgefühle und Angst tauchen auf, wenn sie diesen kleinen Nestflüchter sieht. Besonders kritisch ist der erste Besuch bei intensiv behandelten Kindern. Der Anblick kann unter Umständen ein so großer Schock sein, dass die Mutter das Kind ablehnt und nie wieder hin will. Ist ein liebevoller Mensch bei ihr, der das Kind schon kennt und selbst bereits den ersten Schock überwunden hat, kann er der Mutter helfen, die niedlichen Seiten an ihrem kleinen Baby zu sehen. Die winzig kleinen Händchen und Füßchen, wie schön die Ohren gelungen sind und vieles mehr.

Ein Frühchen reagiert auf kleinste Reize. Oft genügt ein kleiner Anstoß von außen, um dies sehen zu können. Die Frau ist in einem Ausnahmezustand und bei weitem nicht so belastbar wie sonst. Es ist völlig normal, wenn sie mit Panik reagiert. Für Nichtmediziner ist es unvorstellbar, dass so kleine Menschen überleben können. Wenn die Umwelt ihr nicht zu verstehen gibt, dass sie gebraucht wird und dass immer jemand da ist, um ihr zu helfen, kann es sehr leicht passieren, dass die Mutter sich dem Kind verschließt, es nicht als ihres annimmt. Nach allem, was sie mitgemacht hat, kann sie vielleicht nicht noch mehr Leid ertragen. In dieser Situation können ihr tausend Gründe einfallen, warum sie nicht zu dem Kind kommen kann. Dass sie sich damit aber ein noch größeres Leiden auferlegt, dessen Verarbeitung sie vermutlich noch Jahre beschäftigen wird, kann sie in diesem Augenblick meistens nicht allein erkennen.

Nur wenige Frauen spüren aus sich heraus, dass das »Kümmern« ihre große Chance ist, wieder mit sich, dem Kind und dem Leben ins Reine zu kommen. Aber wohl keine Frau hat in dieser Zeit die Kraft, alles allein durchzustehen und sich womöglich noch mit Schwestern oder Ärzten über ihre Mitarbeit zu streiten.

Der Umgang mit Geschwisterkindern

Sind schon ältere Kinder in der Familie, so ist die Frage, wie sie dieses Ereignis verkraften, ein zentrales Problem aller Eltern. Gelingt es ihnen, für die älteren Kinder akzeptable Lösungen zu finden, so werden letztlich alle davon profitieren. Die Kinder werden viel über den Umgang mit Schwierigkeiten lernen und ein wenig »reifer« aus dieser Zeit hervorgehen.

Für Geschwisterkinder ist es immer ein ganz besonderes Ereignis, wenn Nachwuchs kommt. Wenn sie das neue Kind dann nicht sehen können, weil es in der Klinik liegen muss, haben sie es ganz besonders schwer. Vater und Mutter sind so gut wie gar nicht zu Hause. Außerdem spüren sie die Angst der Eltern. Alles ist ganz anders als sonst, und wenn die »Großen« noch klein sind, können sie gar nicht verstehen, was eigentlich los ist. Irgendwo liegt ein »Phantom«, das ihnen die Zeit und Aufmerksamkeit der Eltern raubt. So ist es auch für kleine Geschwister wichtig, das neue Baby in der Klinik zu besuchen. Dann können sie sich wenigstens vorstellen, wo die Eltern ihre Zeit verbringen und wissen, wer demnächst mit ihnen zu Hause lebt.

Außerdem beugt ein Besuch gefährlichen Phantasien vor. Häufig glauben kleine Kinder, dass die Eltern das neue Baby vor ihnen verstecken oder es sogar getötet haben. Wenn die Kinder selber in der Klinik waren, können sie Gesprächen über die Besuche besser folgen, sie wissen, wie es in der Klinik ist und was das Baby macht. Es wird sie interessieren, und auch sie warten dann gespannt auf den großen Tag, an dem die Schwester oder der Bruder nach Hause kommt. Größere Kinder, die bereits in den Kindergarten oder die Schule gehen, werden ihren Freunden von dem neuen Familienmitglied berichten. Vielleicht können sie ein Foto des Babys mit zu ihren Freunden nehmen, damit alle ihr

winziges Geschwisterchen bewundern können. Dann kann das Baby auch langsam in ihre Gedanken und ihr Leben Einzug halten. Wenn dann die Kindergärtnerin oder der Lehrer sich regelmäßig bei ihnen nach dem neuen Baby erkundigt und sie auch Auskunft geben können, werden sie sich ganz wichtig fühlen. Das Kind sollte so viel wie möglich über das neue Baby erfahren. Freude über Fortschritte ebenso wie Ängste, »weil es ihm heute gar nicht so gut geht«. Es sollte so oft wie möglich und so oft, wie es will, mit in die Klinik gehen. Wenn die Eltern dabei sind und alles erklären, wird es keinen Schock bekommen. Maximilian war zwei Jahre, als seine Schwester auf die Welt kam. Er war fasziniert von den ganzen technischen Geräten und wollte seine Schwester immer wieder sehen. Als er sie dann erst einmal gestreichelt hatte und auf den Schoß nehmen durfte, wartete er sehnsüchtig auf den Tag, an dem sie bei ihm wohnen würde. Er bekam in der Klinik keinen Schock, für ihn gehörten kleine Babys ganz »selbstverständlich« in den Brutkasten. Es ist beeindruckend, wie selbstverständlich Geschwisterkinder, egal welchen Alters, mit der Klinikatmosphäre und den winzigen Babys umgehen. Aber stundenlang dort zu bleiben kann natürlich auch langweilig werden, deshalb ist es wichtig, die Geduld der »Großen« nicht zu sehr zu strapazieren. In Heidelberg haben sich Frühcheneltern und Eltern von krebskranken Kindern zusammengeschlossen und nutzen für Geschwisterkinder gemeinsam einen Kindergarten, der zur Krebsklinik gehört. Eine ähnliche Lösung kann sicher in vielen Kliniken realisiert werden.
Das ältere Kind sollte weitestgehend seinen gewohnten Tagesablauf beibehalten. Die Zeit, bis alles wieder normal läuft, kann für ein kleines Kind sonst schnell zu einer harten Belastungsprobe werden. Das heißt nun nicht, dass es gegen alles abgeschirmt werden soll und muss. Erstens ist das wohl praktisch kaum möglich und zweitens ist ja auch etwas Besonderes passiert, und

das soll es ruhig merken. Es wird keinem Kind schaden, wenn es erfährt, dass das Leben nicht immer gleichmäßig verläuft und dass in einer Familie jeder sein Päckchen zu tragen hat.

Aber vielleicht können sich Großeltern, andere Verwandte oder Freunde in dieser Zeit intensiv um die Kinder kümmern. Das bringt Eltern eine große Erleichterung – sie können ihre Aufmerksamkeit dem zur Zeit schwächsten Familienmitglied zuwenden, ohne sich um die anderen Kinder sorgen zu müssen, und die älteren Kinder werden nicht so leicht mit Eifersucht reagieren. Sie sind ja gut versorgt. Vater und Mutter sind weiterhin für sie da – nur die Art der Fürsorge hat sich geändert. Gelingt es den Eltern, ihnen auch jetzt das Gefühl zu vermitteln, dass sie geliebt und umsorgt werden, dass ihre Nöte nicht unwichtig geworden sind, so werden sie die Krise gut verkraften können.

Aber auch wenn alles noch so gut organisiert ist, sollte man sich nicht wundern, wenn die älteren Kinder mit Verhaltensänderungen reagieren. Trotz allerbester Vorsorge werden sie in einen Gefühlsstrudel gerissen. Manche Kinder brauchen mehr Zeit und Aufmerksamkeit als andere, um das Erlebte zu verarbeiten. Und die muss man ihnen auch gewähren, damit das Zusammenleben harmonisch und glücklich werden kann. Besonders schwierig wird es für Kinder, wenn die Mutter lange Zeit im Krankenhaus liegen musste, sei es vor der Geburt oder danach. Oder wenn der Aufbruch in die Klinik dramatisch verlief. Vielleicht rief man den Krankenwagen, es wurden hektische und ängstliche Telefongespräche geführt, und das Kind musste in aller Eile vorübergehend in fremde Hände gegeben werden. Dann hat das Kind viel mehr zu verarbeiten und braucht dabei auch viel größere Unterstützung. Der Vater wird sich intensiv mit dem Kind beschäftigen und ihm alles mehrmals erklären müssen, damit es das Erlebte verkraftet.

Hilfreich können in dieser Zeit feststehende Rituale und eine klare Strukturierung des Tages sein. Immer wieder gleich ablaufende Dinge vermitteln dem Kind Sicherheit. Wenn der Tagesablauf des Kindes ein stabiles Gerüst hat, kann es sich immer daran orientieren, und bedrohliche Ereignisse müssen nicht überbewertet werden. Sie können einen angemessenen Platz in der Erlebniswelt des Kindes einnehmen. Es kann sich darauf verlassen, dass es gemeinsam mit den Eltern frühstückt, dass die Eltern dann aus dem Haus gehen und dass abends, wenn beide wiederkommen, immer noch Zeit für schöne Gemeinsamkeiten bleibt. Mögen manche Verhaltensweisen der Eltern auch noch so unverständlich sein, eines ist sicher: Es gibt ein gemeinsames Leben. Manche Kinder sind ausgesprochene »Zeitkinder«. Sie scheinen die Uhrzeit genau im Kopf zu haben und zu bestimmten Zeiten erwarten sie dann auch bestimmte Handlungen. Werden ihre Erwartungen enttäuscht, sind sie ziemlich verunsichert. Maximilian, egal womit er sich gerade beschäftigte, lief gegen sieben Uhr immer ans Fenster und wartete auf uns. Andere Kinder orientieren sich mehr an bestimmten Handlungsabläufen. Sie brauchen es vielleicht, dass die Eltern sie auf eine bestimmte, immer wiederkehrende Art begrüßen oder mit ihnen ein bestimmtes Spiel spielen, wenn sie nach Hause kommen.

Jeder wird für sich und sein Kind entscheiden müssen, welche Rituale wichtig sind; das können ganz unterschiedliche sein. Wichtig ist nur, dass es gemeinsame Gewohnheiten gibt, auf die es sich verlassen kann. Ist das gewährleistet, wird es sich auch weiterhin in ein gemeinsames Leben eingebunden fühlen und Ängste und Unsicherheiten leichter bewältigen können. So wird es auch in einer schwierigen Zeit festen Boden unter den Füßen behalten. Das kann entscheidend für das spätere Verhältnis der Geschwister zueinander werden.

Überforderung durch den Alltag

Oftmals muss das Baby wesentlich länger in der Klinik bleiben als die Mutter. Nur wenige Krankenhäuser bieten für Mütter innerhalb der Klinik Zimmer an, in denen sie übernachten können. Lange Anfahrtszeiten sind dann die Regel, und die Frau sieht sich in den meisten Fällen einer Belastung ausgesetzt, der sie nicht gewachsen ist. Der Haushalt, größere Kinder und sonstige Anforderungen lassen sich nur schlecht mit den Bedürfnissen des Frühgeborenen koordinieren. Hinzu kommt eine labile Gemütsverfassung und ihre zumeist schlechte körperliche Konstitution. Wenn es irgendwie möglich ist, sollte sich die Frau in dieser Zeit um nichts anderes kümmern müssen als das Baby.

Wir haben in dieser Zeit eine Haushaltshilfe gehabt, und unsere großen Kinder waren tagsüber bei der Oma. Durch diese Regelung war meine Belastung auf ein Minimum reduziert, was sich letztlich sehr positiv auf uns alle ausgewirkt hat. Ich konnte mich in der Klinik ganz entspannt auf das Neugeborene einlassen, ohne daran denken zu müssen, wie viel ich noch zu Hause zu tun hatte. Wenn ich dann nach Hause kam, hatte ich noch genügend Zeit und Energie, mit unseren Großen den Abend spielend und erzählend zu verbringen. Je länger ich mit unserem Frühchen zusammen war, und je intensiver ich mich selbst darum kümmerte, umso gelassener wurde ich. Diese innere Ruhe hielt die Belastung für alle Familienmitglieder in Grenzen. Ohne Haushaltshilfe und liebevolle Oma wäre unser Leben sicher viel stärker aus der Bahn gekommen. Bei dieser Regelung blieb uns auch noch Zeit und Lust für gemeinsame Abende mit Freunden oder Kinobesuche.

Allen Anforderungen gleichzeitig gerecht werden kann keine Frau. Abstriche müssen in dieser Zeit immer gemacht werden. Wenn man finanziell die Möglichkeit hat, eine Haushaltshilfe anzustellen, so ist dies ideal, weil damit mehr Zeit für die Betreuung der Kinder bleibt. Es sei denn, die Oma oder ein anderer Verwandter können in dieser Zeit ins Haus ziehen, um sich um alle anfallenden Dinge zu kümmern und die Mutter zu entlasten. Wenn es gar nicht anders geht, muss der Vater Urlaub nehmen. Schöner wäre es allerdings, wenn er ihn für die Zeit aufsparen könnte, wenn das Baby nach Hause kommt und die ganze Familie diese Zeit gemeinsam verbringen kann.

Welche Hilfen bieten Krankenkassen und Staat?

In der Bundesrepublik Deutschland brauchen sich Eltern von Frühchen über eines keine Sorgen zu machen: die Kosten der Behandlung. Unser Gesundheitssystem deckt auch die oft fünf- bis sechsstelligen Beträge langer Intensivpflege ab. Dabei macht es keinen Unterschied, ob die Eltern bei einer gesetzlichen Krankenkasse, einer Ersatzkasse oder privat versichert sind. Das ist beileibe nicht so selbstverständlich, wie es uns scheint, in den USA zum Beispiel übernehmen nur wenige, extrem teure Versicherungen solche Risiken.
Dennoch bleiben für die Eltern noch eine Reihe von Belastungen. So sind zum Beispiel regelmäßige Besuche bei größerer Entfernung zur Klinik durchaus ein erheblicher Kostenfaktor. Liegt eine ärztliche Notwendigkeitsbescheinigung vor, dass regelmäßige Besuche und vor allen Dingen die Muttermilch für das Gedeihen des Kindes notwendig sind, stehen die Chancen, diese Fahrtkosten von der Krankenkasse ersetzt zu bekommen, nicht schlecht. Manchmal kann es sogar sinnvoll sein, am Ort der Klinik eine Unterbringungsmöglichkeit zu suchen.

Transportkosten

Die Krankenkassen sind verpflichtet, alle medizinisch notwendigen Maßnahmen zu bezahlen. Dazu gehört unter Umständen auch der Transport des Kindes per Hubschrauber in das nächste Frühgeborenenzentrum. Dasselbe gilt selbstverständlich auch, wenn die Schwangere noch vor der Geburt in ein solches Zentrum transportiert werden muss. Hier genügt es durchaus, wenn die Ärzte der aufnehmenden Klinik die Notwendigkeit bestätigen. Es kommt heute leider immer noch vor, dass kleinere Krankenhäuser sich sträuben, Frauen, bei denen der Verdacht auf eine Frühgeburt vorliegt, in eines der Perinatalzentren zu überweisen.

Anders sieht es leider aus, wenn die Mutter nach der Geburt in die Nähe des Kindes verlegt werden will. Wenn nicht besondere medizinische Gründe für eine Verlegung vorhanden sind, muss der Transport in aller Regel selbst bezahlt werden. Zu den medizinischen Gründen können allerdings auch psychische Faktoren zählen. Es bedarf in der Regel jedoch einer ziemlichen Hartnäckigkeit und einer vom Arzt ausgestellten medizinischen Notwendigkeitsbescheinigung, um eine solche Verlegung zu erreichen. Ein Klinikchef bekommt gewöhnlich Ärger mit seiner Verwaltung, wenn er des öfteren Mütter unmittelbar nach der Entbindung in ein anderes Krankenhaus verlegen lässt. Die Entbindungskosten sind nämlich nur dann gedeckt, wenn auch noch für einige Tage der Pflegesatz in Rechnung gestellt werden kann. Am ehesten bekommt die Mutter den Transport bezahlt, wenn der Neonatologe diese Bescheinigung ausstellt und auf die Notwendigkeit von Muttermilch für die Ernährung des Kindes hinweist. Falls diese Klinik einen höheren Pflegesatz verlangt als die Entbindungsklinik, kann es allerdings sein, dass die Krankenkasse diesen Differenzbetrag nicht abdeckt.

Sehr wahrscheinlich von der Krankenkasse bezahlt wird dagegen die Verlegung des Kindes in eine Klinik am Wohnort der Eltern, wenn es keine Intensivpflege mehr benötigt.

Haushaltshilfen

Wenn Kinder unter 12 Jahren im Haushalt leben, zahlen die gesetzlichen Krankenkassen die Kosten für eine Haushaltshilfe in der Zeit des Klinikaufenthaltes der Mutter, maximal jedoch für vier Wochen. Von Krankenkasse zu Krankenkasse verschieden ist wiederum, ob auch dann noch eine Haushaltshilfe gestellt wird, wenn die Mutter zwar wieder zu Hause, das Frühchen aber noch in der Klinik ist. Das Gleiche gilt für die Schwangerschaft, wenn die Mutter wegen vorzeitiger Wehentätigkeit nicht voll einsatzfähig ist. Hierbei handelt es sich um eine Zusatzleistung, für die eine medizinische Notwendigkeitsbescheinigung eingereicht werden muss. Die Krankenkassen sind auf solche Dinge nur selten vorbereitet. Es kann also durchaus sein, dass der Sachbearbeiter Möglichkeiten nicht kennt oder die Vorschriften enger auslegt, als es nötig wäre. Zum Glück sind Frühgeburten nicht so häufig, dass ein Sachbearbeiter Routine in der Bearbeitung solcher Fälle haben kann. Deshalb lohnt es auf jeden Fall, sich selbst zu informieren, um bei einer unbefriedigenden Entscheidung nachzuhaken und mit dem Vorgesetzten oder dem Leiter der Leistungsabteilung direkt zu sprechen.
Als Haushaltshilfe anerkannt werden nur Personen, mit denen die Mutter weder ersten noch zweiten Grades verwandt ist. Eine gute Möglichkeit, erfahrene Hilfen zu finden, bietet der Notmütterdienst (siehe Adressen), eine bundesweit tätige Organisation, die für einige Tage oder auch Wochen Frauen vermittelt, die ins Haus kommen. Nimmt der Vater unbezahlten Urlaub, so erhält er in dieser Zeit eine Ausgleichszahlung von den Kranken-

kassen bis zur Höhe seines Nettoverdienstes. Bei einigen Krankenkassen ist ein Maximalbetrag vorgesehen. Andere, wie zum Beispiel die AOK, zahlen den vollen Nettoverdienst.

Unterbringungskosten

Wohl keine Chance auf Kostenerstattung hat man, wenn man sich in der Nähe der Klinik ein Zimmer in einer Pension nimmt, um sein Kind regelmäßig zu besuchen.
Wird dagegen in der Klinik ein Zimmer zur Verfügung gestellt, liegen die finanziellen Aufwendungen beim Krankenhausträger. Diese lassen sich jedoch die Kosten in den meisten Fällen von den Eltern rückerstatten. Die Beträge hierfür sind zwar häufig nicht einmal kostendeckend, dennoch stellen sie für die Eltern eine erhebliche finanzielle Belastung dar. Manchmal helfen die Sozialämter in diesen Fällen. Es gibt allerdings keinen Rechtsanspruch auf derartige Hilfen.

Verlängertes Mutterschaftsgeld

Die Schutzfrist für werdende Mütter beginnt sechs Wochen vor dem errechneten Geburtstermin und erstreckt sich nach der Geburt auf acht Wochen. Bei Früh- und Mehrlingsgeburten verlängert sich diese Schutzfrist auf zwölf Wochen. In dieser Zeit steht der Mutter das Mutterschaftsgeld zu. Berufstätige Mütter erhalten 25 DM je Kalendertag von der Krankenkasse sowie die Differenz zum Nettoeinkommen vom Arbeitgeber als Zuschuss. Um diesen Anspruch zu sichern, muss der Krankenkasse eine Bescheinigung des Arztes oder der Hebamme über den voraussichtlichen Entbindungstermin vorgelegt werden. Weitere Auskünfte erteilen die Krankenkassen.

Erziehungsgeld

Erziehungsgeld wird nach Ablauf des Mutterschaftsgeldes gezahlt. Die Höhe beträgt zur Zeit 600 DM monatlich. Grundsätzlich besteht ein Anspruch auf Erziehungsgeld für die ersten zwei Lebensjahre. Dies ist allerdings abhängig vom Einkommen. Für die ersten sechs Lebensmonate gilt: Liegt das Jahreseinkommen unter 100.000 DM netto, wird der volle Betrag ausgezahlt. Liegt das Einkommen über diesem Betrag, so besteht kein Anspruch auf Erziehungsgeld. Ab dem siebten Lebensmonat gibt es eine Staffelregelung. Liegt das Jahreseinkommen unter 29.400 DM netto (dies entspricht ca. 42.000 DM brutto), wird weiterhin der Höchstbetrag ausgezahlt. Ist das Einkommen höher, wird das Erziehungsgeld je nach Höhe des Einkommens gekürzt.
Der Antrag kann beim zuständigen Versorgungsamt gestellt werden. Hier müssen sie allerdings Fristen beachten. Das Erziehungsgeld wird nur sechs Monate rückwirkend ausgezahlt.

Kindergeld

Das Kindergeld wird unabhängig vom Einkommen direkt nach der Geburt des Kindes gezahlt. Hierbei spielt das verlängerte Mutterschaftsgeld keine Rolle. Anträge müssen beim Arbeitsamt eingereicht werden.

Pflegeversicherung

Pflegegeld wird dann gezahlt, wenn der Pflegeaufwand des Kindes erhöht ist. Als Richtwert für einen Säugling werden ca. fünf Stunden reiner Pflegeaufwand am Tag angesehen. Hierzu gehören waschen, wickeln, anziehen, Zubereitung der Nahrung, füttern, zu Bett bringen und beruhigen. Nimmt die Pflege eines

Kindes über einen längeren Zeitraum mehr Zeit in Anspruch, sollte man einen Antrag auf Pflegegeld bei der Krankenkasse stellen. Ob diesem Antrag stattgegeben wird, entscheidet dann letztlich die Beurteilung des Medizinischen Dienstes. Kommt nun ein Mitarbeiter des Medizinischen Dienstes gerade dann, wenn das Baby friedlich schläft, so wird er kaum einen erhöhten Pflegeaufwand bestätigen. Der Weg zum Pflegegeld ist nicht ganz einfach, und viele Familien berichten, dass sie sehr hartnäckig sein mussten, um letztlich doch noch einen Zuschuss zu bekommen.

Milchpumpe

Die Mietgebühren für eine elektrische Milchpumpe werden von der Krankenkasse bei Frühgeburten übernommen.

Heimmonitor

Die Leihgebühren für ein Babyüberwachungsgerät werden bis zu einem Jahr problemlos von den Krankenkassen erstattet. Voraussetzung hierfür ist ein ärztliches Attest mit der Diagnose »Gefahr des Plötzlichen Kindstods«.

Sozialdienst des Krankenhauses

Bei allen diesen Fragen sind die Mitarbeiter des Krankenhaus-Sozialdienstes gute und kompetente Ansprechpartner. Mit ihrer Erfahrung erreichen sie oft mehr bei Krankenkassen und Behörden als die Eltern. Sie sind über regionale Besonderheiten und die speziellen Angebote in der Klinik gut informiert, so dass sich die Kontaktaufnahme auf jeden Fall lohnt.

Steuererleichterungen

Alle Aufwendungen im Zusammenhang mit einer Frühgeburt fallen unter den Begriff der »außergewöhnlichen Belastungen«. Sie können also, soweit sie nicht von den Krankenkassen getragen werden, beim Lohnsteuerjahresausgleich oder bei der Einkommensteuererklärung geltend gemacht werden. Wenn sie über einen bestimmten Prozentsatz des Einkommens hinausgehen, werden sie vom zu versteuernden Einkommen abgezogen. Deshalb sollten alle Belege aufgehoben werden, so zum Beispiel Benzinrechnungen, Fahrkarten usw. Auch wenn eine private Haushaltshilfe eingestellt werden muss, können diese Aufwendungen bei der Steuer berücksichtigt werden. Detaillierte Auskünfte kann hier jeder Steuerberater geben.

Viele Entscheidungen bei der Kostenübernahme sind uneinheitlich und uneindeutig geregelt. Vieles liegt im Ermessensspielraum des jeweils zuständigen Sachbearbeiters. Sind Eltern mit Entscheidungen unzufrieden, dann bleibt ihnen nur der Rechtsweg. Allerdings sind Streitfälle über Kostenübernahmeentscheidungen der Krankenkassen oder Finanzämter nicht durch eine private Rechtsschutzversicherung abgedeckt.

4
Was können die Eltern tun?

»Liebesarbeit« und »Bonding«

... Stephanie wurde in der 27. Woche geboren, das heißt im sechsten Monat, gerade als die Schwangerschaft für mich real wurde. Der Bauch wurde dicker, die Kindsbewegungen waren eindeutig wahrnehmbar, und eigentlich ist mir erst da richtig bewusst geworden, dass ich mit unserem ersten Wunschkind schwanger war. Dann setzten die Wehen ein ... und die Geburt war trotz intensiver medikamentöser Maßnahmen nicht mehr aufzuhalten. Nach sieben Tagen sah ich dann dieses von mir geborene Kind zum ersten Mal. Zu diesem Zeitpunkt ca. 800 Gramm schwer, intubiert und mit allen dazugehörigen Kabeln und Schläuchen in einem Glaskasten. Man kann dieses Gefühl wohl am besten als Schock bezeichnen. Auf jeden Fall empfand ich Stephanie als etwas vollkommen Losgelöstes, als nicht zu uns Gehöriges, was so weit ging, dass ich nach zwei Wochen überhaupt nicht mehr in die Klinik wollte. »Das da« konnte ja gar nicht unser Kind sein. »Das da« mit all den Schläuchen im Glaskasten konnte ich einfach nicht als unser Kind akzeptieren. Es kam wahrscheinlich auch noch die Angst vor einer Beziehung dazu, da zu diesem Zeitpunkt noch nicht feststand, ob unser Baby überhaupt überlebt. Nach einem sehr eindeutigen Rüffel seitens meines Partners legte sich dann die totale Ablehnung, und ich konnte wenigstens vom Kopf her sagen, dass »das da« unser Kind ist ... es galt nicht nur eine Mutter-Kind-Beziehung aufzubauen, sondern auch den gesamten Frust über all die enttäuschten Erwartungen in Schwangerschaft und Geburt gegenüber dem Kind zu verarbeiten.

Dies ist ein Auszug aus einem Brief, den eine Mutter geschrieben hat, als ihr Kind etwa sechs Monate alt war. So oder ähnlich empfinden viele Frühchenmütter. Kaum »richtig« schwanger, sind sie auch schon Mutter. Und dann auch noch eine Mutter ohne Kind.

Bruno ist acht Wochen zu früh auf die Welt gekommen. Seine Mutter formulierte ihre Gefühle so:

Der Bauch ist leer, die Brust schmerzt, und das Kind ist weg. Wie soll ich Liebe und Freude über mein Kind empfinden, wenn ich mit Schmerz und Angst allein in meinem Bett liege? Zerbrochen der Traum von einer glücklichen Geburt. Alle Hoffnungen und alle Liebe, die ich für mein ungeborenes Kind empfunden habe, laufen jetzt ins Leere.

Es ist für alle Eltern problematisch, ihre neue Rolle zu akzeptieren und Liebe für ihr Kind zu empfinden, wenn die Schwangerschaft ein unerwartetes Ende nimmt und ihnen keine Gelegenheit bleibt, ihr Kind kennen zu lernen. Ein Frühchen zu bekommen hat in den meisten Fällen mehr mit einer Operation zu tun als mit einer Geburt. Sehen die Eltern dann ihr Kind, manchmal erst einige Tage später, so ist es für sie schwer nachvollziehbar, dass es aus ihnen hervorgegangen ist, dass es ihr Kind ist, auf das sie sich so lange gefreut haben, mit dem sie aber in den meisten Fällen noch überhaupt nicht gerechnet haben. Das Kind im Bauch mit dem Baby im Inkubator miteinander in Einklang zu bringen gelingt wohl nur den wenigsten Eltern auf Anhieb.

Normalerweise hat es die Natur so eingerichtet, dass Frauen sich gegen Ende der Schwangerschaft und in den ersten Wochen nach der Geburt ein wenig von der Welt abwenden und ihre ganze Aufmerksamkeit dem kommenden Baby zuwenden. Für sie sind die Alltäglichkeiten des Lebens nicht mehr so wichtig. Ihr Fühlen und Denken kreist fast ausschließlich um ihr Baby. Sie sind bereit, Mutter zu werden. Eine Frau, die im sechsten oder siebten Monat entbindet, ist noch nicht so weit. Ihr Körper und ihre Empfindungen sind auf Schwangerschaft eingestellt, nicht auf Geburt und Mutterrolle. Eine Entbindung zu einem frühen Zeitpunkt wird nicht als eine natürliche Lösung vom Kind empfunden, sondern als Bruch und Zerstörung der bis dahin bestehenden Einheit. »Sie haben mir das Kind entrissen«, so beschreibt eine Frau ihre Geburtserfahrungen in der 30. Woche. Es ist weder normal noch natürlich, ein Kind zu einem so frühen Zeitpunkt zu bekommen. Wie sollen da die Gefühle und Verhaltensweisen einer Frau normal und natürlich sein?

Einer Frühchenmutter fehlt außerdem die sensible Phase nach der Geburt und, je nachdem, wie früh das Baby kommt, das so genannte vorgeburtliche »Bonding«. Wissenschaftler nehmen an, dass die sensible Phase nach der Geburt ungefähr sechs Stunden dauert. Im Idealfall wird das Baby der Mutter nach der Geburt auf den Bauch gelegt, und Vater und Mutter können das Neugeborene streicheln. Der Blick in die Augen eines Neugeborenen wird als einer der mächtigsten Auslöser mütterlichen (und väterlichen) Verhaltens angesehen. Untersuchungen in den USA haben ergeben, dass Mütter, denen ein ausgedehnter Kontakt zu ihrem Neugeborenen ermöglicht wurde, ein innigeres Verhältnis zu ihren Kindern hatten – selbst noch nach fünf Jahren. (Klaus/Kennell, 1983, S. 84-92) Der Unterschied zu Müttern, die ihr Kind nur zu den Fütterungszeiten in der Klinik sahen, war auffallend groß. Die Gruppe der Mütter, die ausgedehnten Kontakt zu ihren Kindern hatten (16 Stunden länger als üblich), streichelte ihre Kinder öfter, redete häufiger mit ihnen, nahm mehr Augenkontakt auf und benutzte weniger Befehle. Der Intelligenzquotient der Kinder war deutlich höher, was sich unter anderem dadurch erklären lässt, dass Mütter, die sich intensiv mit ihren Kindern beschäftigen, sie auch in ihrer Entwicklung besser fördern. Ähnliche Untersuchungen in Schweden haben ergeben, dass ein ausgiebiger Kontakt sich auch positiv auf das Stillen und die Stilldauer auswirkt. Umgekehrt zeigen die Studien, dass Mütter, die keinen intensiven Erstkontakt zu ihren Kindern hatten, Schwierigkeiten mit der Mutter-Kind-Bindung haben, ihr Kind als etwas Fremdes betrachten und entsprechend behandeln. So setzt sich ein erstaunlich hoher Prozentsatz der misshandelten Kinder aus Frühgeborenen oder kurz nach der Geburt erkrankten Kindern zusammen. (Klaus/Kennell, 1983, S. 19)

Das »Bonding« nach der Geburt ist allerdings kein isolierter Prozess, seine Uranfänge sind schon viel früher in der Schwangerschaft festzumachen. Man nimmt an, dass das Kind in den letzten drei Monaten seinen Rhythmus mit dem der Mutter zu synchronisieren beginnt. Hat das Baby in etwa den gleichen Rhythmus wie die Mutter, zum Beispiel in den Schlaf- und Wachphasen, so kann man davon ausgehen, dass es angemessener und freudiger versorgt wird. Letztlich hat es die besseren Chancen zu überleben.

Das heißt sicherlich nicht, dass alle Frühchenmütter nun zwangsläufig schlechte Mütter werden. Normalerweise ist ein Ausgleich gut möglich. Aber was sich nach einer normalen Schwangerschaft und guten Geburt fast selbstverständlich und von allein einstellt, nämlich Mütterlichkeit und Liebe, muss von Frühchenmüttern oft unter schwierigsten Bedingungen erarbeitet werden. Sie müssen Liebesarbeit leisten.

Die Mutter liebt in dem Baby einen Teil von sich selbst. Bei der Geburt trennt sie sich von diesem Teil, dem Baby »innen«, und sie begegnet dem Baby »außen«. Wenn das Kind jetzt bei der Mutter bleibt, so kann sie ihre Eigenliebe auf das Baby »außen« übertragen und wieder eins werden mit ihrem Kind. »Selbstlose

Mütterlichkeit« ist in erster Linie Ausdruck dieser Fähigkeit der Mutter, ihr Kind in ihre Eigenliebe einzubeziehen. Indem sie ihr Kind umsorgt, umsorgt sie einen geliebten Teil von sich selbst.

Ist das Kind nach der Geburt lange Zeit nicht bei der Mutter, so kann diese ihre Selbstliebe nicht auf den von ihr entbundenen Teil übertragen. Sie muss sich von ihm trennen. Wird das Baby später zu ihr zurückgebracht, so kann die seelische Loslösung so weit fortgeschritten sein, dass die Mutter ihr Kind nicht sofort als Teil von sich annehmen kann, sondern erst nach einiger Zeit mit ihm allein. *(Lothrop, 1998, S. 104f.)*

Dies hört sich nicht sehr aufmunternd an, dennoch gibt es viele überzeugende Beweise dafür, dass »Bonding« auch noch zu einem viel späteren Zeitpunkt gelingen kann. Nehmen wir nur die Eltern von Adoptivkindern. Zwischen ihnen und ihren Kindern gab es weder vorgeburtliches »Bonding«, noch gab es eine sensible Phase nach der Geburt. Trotzdem gehen die wenigsten Adoptionen schief. Das Wichtigste für die ganze Familie ist das einfühlsame Eingehen auf die Bedürfnisse des Neugeborenen. Ein Frühchen ist das schwächste Glied in der Kette. Es ist noch nicht in der Lage, Impulse für eine große Liebe von sich aus zu geben, aber es kann bereits zu diesem Zeitpunkt Anregungen von den Eltern aufnehmen und speichern. Irgendwann wird ein Blick in seinen Augen sagen, dass es verstanden hat, und es wird bereit sein, seinen Teil zum Gelingen des großen »Abenteuers Familie« beizutragen. Der Weg dahin kann manchmal schwierig und lang sein. Die Eltern müssen Geduld haben und vor allem wissen, wie sich ihr Baby fühlt.

Das Leben im Mutterleib

Um die Empfindungen und die Bedürfnisse eines Frühgeborenen zu verstehen, müssen wir einen kleinen Ausflug in das vorgeburtliche Leben machen, denn eigentlich gehört der Winzling ja noch in den Bauch. Vieles, was wir heute aus dem Leben vor der Geburt wissen, entzieht sich noch weitgehend wissenschaftlichen Erkenntnissen. Aber in weiten Bereichen ist es der Wissenschaft gelungen, einen Bogen zu alten Mythologien und dem Ur-Wissen der Menschen zu schlagen.

Zu allen Zeiten haben sich Menschen mit dem Leben vor der Geburt beschäftigt und ihre Vorstellungen davon entwickelt. Erst mit dem fortschreitenden Einzug eines rein naturwissenschaftlich begründeten, mechanistischen Weltbildes ist uns ein großer Teil dieses alten Gedankengutes verloren gegangen. Was mit naturwissenschaftlichen Methoden nicht zu beweisen war, wurde in den Bereich des Aberglaubens verbannt. So kam es, dass das ungeborene Kind lange Zeit als »tabula rasa«, als unbeschriebenes Blatt, betrachtet wurde. Ihm wurde jegliches Empfinden, Fühlen und Bewusstsein abgesprochen. Kurz gesagt, es war ein Stück Fleisch, das sich nur unwesentlich von einem Frosch unterschied. Diese Betrachtungsweise bestimmt auch heute noch unsere Vorstellungen, obwohl jede Mutter zu jeder Zeit sicher ganz andere Dinge hätte sagen können. Aber Intuition und das Wissen der Frauen waren mit den zugänglichen Methoden nicht zu überprüfen und machten den Männern sicher auch Angst. Erst seit kurzer Zeit zeichnet sich ein neues Interesse ab, auch Randphänomene dieses Bereiches zu erforschen. Erstaunlich ist, wie weit alte Mythologien, Träume und Schilderungen, die unter Hypnose zustande kamen oder in Therapien, die mit veränderten Bewusstseinszuständen arbeiten, mit dem heutigen Wissensstand übereinstimmen. Besonders eindrucksvoll ist die Beschreibung Adalbert Stifters aus dem Jahre 1868:

Weit zurück in dem leeren Nichts ist etwas wie Wonne und Entzücken, das gewaltig fassend, fast vernichtend in mein Wesen drang und dem nichts mehr in meinem künftigen Leben glich. Die Merkmale, die festgehalten worden sind: Es war Glanz, es war Gewühl, es war unten. Dies muss sehr früh gewesen sein, denn mir ist, als liege eine hohe, weite Finsternis des Nichts um das Ding herum.
Dann war etwas anderes, das sanft und lindernd durch mein Inneres ging. Das Merkmal ist: Es waren Klänge.
Dann schwamm ich in etwas Fächelndem. Ich schwamm hin und wieder, es wurde immer weicher und weicher in mir, dann wurde ich wie trunken, dann war nichts mehr.
Diese drei Inseln liegen feen- und sagenhaft in dem Schleiermeere der Vergangenheit wie Urerinnerungen eines Volkes.
Die folgenden Spitzen werden immer bestimmter, Klingen von Glocken, ein breiter Schein, rote Dämmerung.
Ganz klar war etwas, was sich immer wiederholte. Eine Stimme, die zu mir sprach, Augen, die anschauten, und Arme, die alles milderten. Ich schrie nach diesen Dingen.
Dann war Jammervolles, Unleidliches, dann Süßes, Stillendes. Ich erinnere mich an Strebungen, die nichts erreichten, und das Aufhören von Entsetzlichem und Zugrunderichtendem. Ich erinnere mich an Glanz und Farben, die in meinen Augen, an Töne, die in meinen Ohren, und an Holdseligkeiten, die in meinem Wesen waren.
Immer mehr fühlte ich die Augen, die mich anschauten, die Stimme, die zu mir sprach, und die Arme, die alles milderten. Ich erinnere mich, dass ich das »Mam« nannte ... *(Stifter, 1957, S. 584)*

So oder ähnlich könnte unser Leben begonnen haben. Auch wenn sich noch nicht alles beweisen lässt, so sollte man solche Überlegungen dennoch in sein Verhalten einbeziehen. Achtung und Respekt vor dem Leben können niemals schaden.
Stellen wir uns das Leben des ungeborenen Kindes einmal konkret vor, so wie es auch jede schwangere Frau selbst wahrnimmt: Es schwebt im Bauch wie ein kleiner Astronaut, umge-

ben von Fruchtwasser, begleitet von den Herztönen der Mutter. Aber nicht nur intrauterine Geräusche begleiten das Ungeborene, sondern auch die Geräusche der Außenwelt kann es spätestens ab dem sechsten Monat wahrnehmen. Wenn ein lautes, unangenehmes Geräusch an sein Ohr dringt, etwa eine Autohupe, so erschrickt es, und die Mutter spürt vielleicht sein aufgeregtes Strampeln. Auch laute, harte Rockmusik gefällt vielen Babys nicht. Es gibt Mütter, die berichten, dass sie Rockkonzerte verlassen mussten, weil ihr Baby sie ständig mit Tritten traktierte. Dagegen scheinen Babys klassische Musik von Mozart oder Vivaldi ausgesprochen zu lieben. Sie lassen sich fast immer durch diese Musik beruhigen.

Wenn es dann zur Welt kommt, kennt das Baby schon die ganze Palette von Geräuschen, die die Mutter umgibt – die Stimmen der Eltern und Geschwister (auch deren Geschrei), die Laute des Fernsehers und den Straßenlärm. Sie gehören zur Entwicklung des Babys dazu – im Angenehmen wie im Unangenehmen.

Ur-Erlebnis Rhythmus

Es gibt Wissenschaftler, die sehen im Rhythmus das Ur-Erlebnis menschlichen Daseins. Die häufigsten Reize, die das Ungeborene erlebt, sind das Wiegen durch den rhythmischen Gang der Mutter, der gleichmäßige Schlag des mütterlichen Herzens sowie das stete Ein- und Ausatmen. Wenn die Mutter schnell läuft, sich aufregt, Angst hat oder auch besonders glücklich ist, verändert sich dieser Rhythmus. Das Baby nimmt die Veränderung wahr und gibt seine Antwort darauf. Auch die Schlaf- und Wachphasen der Mutter und die täglichen Verrichtungen haben einen bestimmten Rhythmus, den das Baby schon kennt, wenn es auf die Welt kommt. Im Idealfall haben sich mütterlicher und kindlicher Rhythmus bei der Geburt schon weitgehend synchronisiert.

Die Haut – der Tastsinn

Die Haut ist unser größtes Sinnesorgan. Sie gibt uns unsere äußere Begrenzung, trennt uns von der Außenwelt und ist andererseits auch unser Kontaktorgan. Sie schützt uns vor physikalisch-chemischen Einflüssen und regelt den Wasser- und Temperaturhaushalt des Körpers. Durch verschiedene Rezeptoren in der Haut empfinden wir Druck und Berührung, Kälte, Wärme, Trockenheit, Feuchtigkeit und Schmerzen, aber auch Zärtlichkeit. Es gibt Berührungen, die uns glücklich und warm machen ... und solche, bei denen wir erstarren und frieren. Auch beim ungeborenen Kind ist der Tastsinn schon vorhanden. Schon etwa ab dem dritten Monat versucht das Kind sich wegzuwinden, wenn man die Mutter in den Bauch zwickt. Wenn man der Mutter bei fortgeschrittener Schwangerschaft auf den Bauch drückt, dann reagiert das Kind mit Schlägen und Tritten. Auch Ultraschall mögen die meisten Babys gar nicht, oft versuchen sie auszuweichen, solange noch genügend Platz vorhanden ist, und der Arzt hat Mühe, das Kind zu erfassen. Dagegen scheinen es Babys zu lieben, wenn die Mutter oder der Vater zärtlich über den Bauch streicheln – eine uralte Geste aller Schwangeren. Über die Haut erfährt das Baby bei seinen Turnübungen und Ausflügen auch die Begrenzung seines Lebensraumes.

»Feinschmecker« im Uterus

Über diese für jede Frau wahrnehmbaren Reaktionen des Ungeborenen hinaus können Babys noch eine ganze Menge mehr. Wie nachgewiesen wurde, sind Babys schon kleine Feinschmecker. Bei einer Untersuchung wurden dem Fruchtwasser Bitterstoffe zugesetzt – die Babys tranken deutlich weniger als normalerweise und verzogen unangenehm berührt den Mund. Wurde dem Fruchtwasser allerdings Süßstoff zugegeben, so tranken sie entschieden mehr. Auch wenn die Kinder hauptsächlich durch Nabelschnur und Plazenta ernährt werden, so beginnen sie doch recht früh, kleine Schlucke Fruchtwasser zu trinken. Im letzten Schwangerschaftsdrittel sind es 15 bis 40 ml pro Stunde. Bei Stress, so scheint es, schluckt das Ungeborene mehr Fruchtwasser – vielleicht ein pränataler Vorläufer des »Frustfressens«?

Die Augen – das Sehen

Viele Mediziner und Psychologen gehen immer noch davon aus, dass ein Kind selbst nach der Geburt nichts sehen kann. Das ist falsch. Die Augen eines Neugeborenen sehen zwar nicht sonderlich scharf, aber zumindest nehmen sie ein Bild auf. Allerdings dauert es wohl eine Weile, bis das Gehirn gelernt hat, das Bild zu verstehen. Der dunkle Uterus ist ja auch kein ideales Feld für Sehübungen. Es wurden jedoch starke Schwankungen des kindlichen Herzschlages registriert, wenn ein Blitzlicht vor dem Bauch aufleuchtete. Wurde ein Lichtstrahl auf den Mutterbauch gerichtet, so bewegte sich das Kind aufgeschreckt und drehte sogar manchmal die Augen weg.

Körperliche Botschaften zwischen Mutter und Kind

Die Wahrnehmungen des ungeborenen Kindes in den Sinnesbereichen Tasten, Hören, Schmecken und Sehen sind nachgewiesen, und auch über die physiologische Kommunikation zwischen Mutter und Kind wissen wir schon viel. Alkohol, Zigaretten, Medikamente und ungesunde Ernährung sind der sichtbarste Beweis für körperliche Botschaften, die die Mutter übermittelt und die das Kind auch organisch aufnimmt. Alle diese Faktoren können das Kind nachweislich physisch schädigen. Aber auch

Hormone, die der mütterliche Organismus bei Angst und Stress ausschüttet, gelangen in den kindlichen Organismus und verursachen dort zumindest Unruhe.

Adrenalin zum Beispiel kann auch als »Laufhormon« bezeichnet werden. Jeder kennt diese Situation: Man ärgert sich, ist aufgeregt, und das Herz klopft bis zum Hals. Wenn man im Anschluss daran zügig geht oder Holz hackt, sich also körperlich betätigt, fühlt man sich bald besser. Das Adrenalin konnte abgebaut werden. Ebenso macht es auch das ungeborene Kind. Es strampelt heftig und versucht so, das unangenehme Gefühl loszuwerden. Das hat sicher jede Mutter schon einmal selbst erlebt. Nach neuesten Untersuchungen nimmt man nun an, dass auch der kindliche Organismus Hormone produziert, die wiederum die Mutter beeinflussen. So weiß man heute, dass die Geburt nicht ohne eine bestimmte Hormonausschüttung des Babys eingeleitet wird. Das Kind bestimmt also den Zeitpunkt seiner Geburt zumindest mit.

Intuitive Verbindung zwischen Mutter und Kind

Schwieriger wird es, über eine empathische (einfühlende) Kommunikation von Mutter und Kind gesicherte Aussagen zu machen. Es gibt allerdings so viele »Phänomene« in diesem Bereich, dass diese Möglichkeit der Kommunikation ernsthaft in Betracht gezogen werden muss. Viele Frauen berichten, dass sie Botschaften von ihren Kindern erhalten haben. Manchmal fanden sie in Träumen Ausdruck, manchmal in bestimmten Gefühlen. Thomas Verny schreibt in seinem Buch »Das Seelenleben des Ungeborenen«:

Ein Kollege erzählte mir den Traum einer Patientin, in dem das Baby ebenfalls verzweifelt versuchte, eine Botschaft zu übermitteln. Zu Beginn des letzten Schwangerschaftsdrittels träumte die Frau, dass die Wehen einsetzten. Ihre Schwangerschaft war bis dahin in jeder Hinsicht, seelisch und körperlich, völlig komplikationslos verlaufen, und nichts in ihrer medizinischen oder psychischen Vorgeschichte deutete auf ein Frühgeburtsrisiko hin. Aber der Traum beunruhigte sie. Sicher, dass er einen tiefen Sinn hatte, begann sie sich für alle Fälle auf die Entbindung vorzubereiten. Zwei Wochen später bekam sie ihr Kind. *(Verny, 1981, S. 76f)*

In ihrer zweiten Schwangerschaft war der Muttermund meiner Freundin schon in der 30. Woche zwei Zentimeter geöffnet. Der Arzt verschrieb ihr Partusisten, ein wehenhemmendes Mittel. Sie nahm es nicht ein und hatte lange Streitgespräche mit dem Arzt darüber. Immer wieder machte er ihr die Gefahren und die Wahrscheinlichkeit einer Frühgeburt bei diesem Befund klar. Sie bestand darauf, dass alles in Ordnung sei und ihr Kind gesund und zeitgerecht zur Welt kommen werde. Auch einer Behandlung mit Cortison zur schnelleren Lungenreifung beim Kind widersetzte sie sich. Felix kam in der 39. Woche völlig gesund mit einem Gewicht von fast 4.000 Gramm auf die Welt. Diese Mutter meinte:

Ich war mir ganz sicher, Felix ging es gut. Er würde nicht zu früh und auch nicht krank auf die Welt kommen. Wer sollte das besser wissen als ich. Schließlich lebte niemand so eng mit ihm zusammen wie ich.

Ich selbst habe erst durch eine sehr schmerzliche Erfahrung gelernt, dass meine ungeborenen Kinder mir auch schon etwas über ihr Befinden mitteilen konnten. Während meiner ersten Schwangerschaft bekam ich plötzlich entsetzliche Angst. Ich ging zum Arzt und sagte ihm, dass mit unserem Kind irgendetwas nicht in Ordnung sei. Nach einer kurzen Untersuchung schickte er mich mit den Worten: »Dem Kind geht es gut, machen Sie sich keine Sorgen« nach Hause. Eine Woche später war unser Baby tot.
Nicht zuletzt dieser Erfahrung verdanken unsere anderen beiden Kinder ihr Leben. Als ich mit Maximilian schwanger war, bekam ich in der 30. Woche vorzeitige Wehen. Anfangs glaubte ich,

dass die Wehen in ganz engem Zusammenhang mit dem Tod unseres ersten Kindes standen. Aber zu einem bestimmten Zeitpunkt war ich fest davon überzeugt, dass es Maximilian nicht gut ging und er mir zeigen wollte, dass er aus dem Bauch heraus musste. Ich setzte die wehenhemmenden Medikamente ab und ging jeden zweiten Tag zur Kontrolle zum Arzt. Angeblich war alles in Ordnung. Dann in der 36. Woche rief ich meinen Mann im Büro an und sagte ihm, dass Maximilian auf die Welt muss und ich zur Not nach Australien fliegen würde, um einen Arzt zu finden, der unser Kind auf die Welt holt. Das war nicht nötig. Auch die Cardiotokografie zeigte an, dass Maximilian in Gefahr war. Er wurde noch am selben Tag durch Kaiserschnitt geholt. Die Untersuchung der Plazenta zeigte, dass er schon eine Weile unterversorgt gewesen sein musste.

Auch Friederike gab Botschaften an uns über ihr Befinden. Am Anfang der Schwangerschaft hatte ich Blutungen und lag deshalb im Krankenhaus. Nach einigen Tagen sagte mir der Arzt, dass kein Leben mehr erkennbar sei, weder im Ultraschall noch bei einem Hormontest. Am nächsten Tag wolle er eine Ausschabung machen. Irgendwie misstraute ich den Befunden – ich fühlte mich noch immer schwanger. Noch am selben Tag verließ ich die Klinik. Zwei Wochen mussten wir noch im Ungewissen leben, dann konnten Ärzte in einer anderen Klinik endlich bestätigen, was wir die ganze Zeit geglaubt und gehofft hatten: Das Kind lebte.

Die weitere Schwangerschaft lief aus medizinischer Sicht relativ komplikationslos. Dennoch blieb immer das Gefühl, dass ich mich nicht allein auf Apparaturen und Ärzte verlassen konnte. Ich musste auch auf Friederikes Botschaften achten. Zwei Tage vor Heiligabend war ich in der Uni-Klinik, und der Arzt sagte, dass Rike zwar etwas klein sei, aber keine Anzeichen für eine Gefährdung des Kindes vorhanden seien. In der Nacht zum ersten

Weihnachtstag hatte ich unendliche Angst um das Kind. Am Morgen sind wir in die Klinik gefahren. Friederikes Herztöne waren schlecht, und auch die Fruchtwassermenge hatte sich schon verringert. Sie musste noch am selben Tag geholt werden.
Auch die Schwangeren scheinen ihren Kindern Botschaften zu übermitteln. So gibt es mehrere Untersuchungen, die zu dem Ergebnis kamen, dass glückliche und gelassene Frauen mit größerer Wahrscheinlichkeit auch aufgeweckte und unternehmungslustige Kinder haben. In therapeutischen Sitzungen, bei denen Menschen in die pränatale Phase zurückgehen, können sich die Patienten oft an die Gefühle der Mutter erinnern.
Verny veröffentlichte folgende Geschichte in seinem Buch: Ein sanfter, unsicherer Patient erinnerte sich unter Drogeneinfluss an eine bestürzende Szene. Mitten während der Sitzung begann er einen geschlossenen Raum zu beschreiben. Er sagte, dass er sich dort schon einige Zeit aufgehalten und gut unterhalten habe, aber jetzt verändere sich die Stimmung. Leute umringten ihn und zeigten anklagend mit dem Finger auf ihn. Er wurde zornig und ängstlich und wusste nicht, was er tun sollte. Weder der Arzt noch der Patient wussten, was sie mit der Geschichte anfangen sollten. Der Patient erzählte diese Geschichte seiner Mutter und die konnte das Geheimnis lüften. Die Erzählung war eine geringfügig verzerrte pränatale Erinnerung. Die Szene war seiner Mutter zugestoßen, als sie mit ihm schwanger war. Sie war bei einer Party in einem Zimmer voller Leute, als es zu einer verletzenden Auseinandersetzung kam. Als bekannt wurde, dass sie ein uneheliches Kind erwarte, umringten einige ihrer »Freunde« sie und begannen, sie vor den anderen Gästen wegen ihrer »Unanständigkeit« zurechtzuweisen.
Solange noch niemand schlüssig bewiesen hat, dass ein Ungeborenes gefühllos vor sich hin dämmert und dass die Dinge, die ein Baby in den ersten Lebensmonaten erfährt, spurlos an ihm

vorübergehen, haben alle Menschen, denen ein Kind anvertraut ist, die Verpflichtung, es so zu behandeln, wie es jedem Menschen zusteht – mit Liebe, Achtung und Vertrauen.

Was braucht ein »Frühchen«?

Der Wunsch aller Eltern ist es, ein körperlich und seelisch gesundes Kind zur Welt zu bringen. Vergleichen wir aber die natürlichen Lebensbedingungen solch kleiner Babys mit dem Leben auf einer Neugeborenenintensivstation (NIPS), dann sehen wir, wie stark diese Bereiche differieren. Um dem Kind zu helfen, sich in dieser Umgebung einzuleben, müssen wir ihm Hilfen geben, die sich am natürlichen Lebensraum, nämlich dem Bauch der Mutter, orientieren.
Auf der Intensivstation habe ich viele liebevolle Schwestern und Ärzte getroffen. Alle waren bemüht, es den Kindern so erträglich wie möglich zu machen. Aber wenn wir davon ausgehen, dass die Bedingungen im Bauch das Leitbild einer guten und sinnvollen Frühgeborenenbetreuung sind, dann können das Schwestern und Ärzte allein nicht bewerkstelligen. Zum einen haben sie nicht genügend Zeit – sie haben viele Kinder zu betreuen –, außerdem sind sie durch den Schichtbetrieb im Krankenhaus nicht kontinuierlich da. Zum anderen können sie sich nicht gefühlsmäßig an jedes Kind binden. Sie müssen sich emotional zurückhalten. Das ist absolut notwendig, da sie ansonsten die unausweichliche Trennung von den Kindern seelisch nicht verkraften würden. Niemand kann sich jeden Tag von einer großen Liebe trennen. Alles, was das Kind für seine gesunde seelische Entwicklung braucht, können ihm letztlich nur die Eltern geben – gerade wenn es noch hilflos in der Klinik lebt.

Auf einer Neugeborenenintensivstation sind die überwiegenden Berührungen des Kindes routinemäßig oder medizinischer Natur und meistens auch noch unangenehm für das Kind. Es wird Blut abgenommen, eine Infusion muss gelegt werden, es wird geröntgt, ein Ultraschall vorgenommen und vielleicht auch noch intubiert. Unruhe und längeres Schreien nach solchen Eingriffen führen zu einem Blutdruckabfall und damit zu einem erhöhten Risiko einer reduzierten Sauerstoffzufuhr des Gehirns beziehungsweise zu einem gesteigerten Hirndruck und einem höheren Risiko von Hirnblutungen. Studien bei beatmeten Frühgeborenen haben gezeigt, dass 93 Prozent der Bradykardien, 91 Prozent der Sauerstoffunterversorgung und 38 Prozent aller Apnoen während oder nach solchen Eingriffen auftraten. Aber auch das Verhalten ändert sich durch Hantieren und plötzliche, laute Geräusche. Die Hautfärbung verändert sich, die Muskelspannung kann sich erhöhen. Vielleicht zeigt es einen angespannten Gesichtsausdruck oder zieht sogar eine Grimasse. Beugen von Nacken oder Rücken, das Wegziehen eines Fußes, Wegdrehen des Kopfes, Seufzen, Quengeln und Schreien können ebenfalls Zeichen einer großen Belastung sein. All die unangenehmen, schmerzvollen Erfahrungen, ebenso wie die Risiken, die mit der Versorgung des Babys verbunden sind, müssen Schwestern und Eltern durch eine besonders liebevolle Pflege auszugleichen versuchen. Wobei den Eltern hier eine ganz besonders große und wichtige Aufgabe für das Kind übertragen wird. In dieser für das Kind so unendlich schweren Zeit kann kein Kontakt verlässlicher und liebevoller sein.
Solange das Kind beatmet wird oder unter der Einwirkung von Beruhigungsmitteln steht, kann es weder Unmut noch Behagen in einer allgemein verständlichen Art äußern. Es kann noch nicht schreien oder Kuschellaute von sich geben. Wurden dem Kind Beruhigungsmittel gegeben, kann es wahrscheinlich noch nicht einmal die Augen öffnen, und alle Bewegungen wirken »ge-

dämpft«. Besonders die Tatsache, dass es einem Frühchen unmöglich ist, positive Gefühle zu zeigen, ist für Eltern ein großes Problem beim Besuch ihrer Kinder. Häufig kommt dann das Gefühl der Nutzlosigkeit auf: »Was soll ich denn hier, das Kind merkt ja sowieso nichts«. Das ist sicher falsch. Das Kind nimmt sehr bald wahr, dass es liebevoll betreut wird. Bedingt durch seine Unreife kann es nur nicht »richtig« reagieren, besonders dann, wenn es auch noch ruhig gestellt wurde.

Eine Krankenschwester hat selbst beim allerbesten Willen keine Zeit, neben dem Inkubator zu stehen und auf die Regungen des Kindes zu achten. Sie wird reagieren, wenn der Monitor anzeigt, dass irgendetwas nicht in Ordnung ist. Liegt das Kind allerdings nur unbequem und strampelt deshalb etwas heftiger (genau diese Reaktion würde seinem Entwicklungsstand entsprechen), so wird das meistens unbemerkt bleiben. Es kann nur die Erfahrung machen, dass sein Unmut nichts bewirkt.

Eltern, die neben dem Brutkasten stehen und ihr Kind aufmerksam beobachten, werden merken, wann und wie es Grimassen schneidet oder ob es unruhig wird. Sie können dann entsprechend reagieren, vielleicht indem sie dem Baby eine etwas bequemere Lage verschaffen – fast wie während der Schwangerschaft. Das Baby kann auch in die Hände der Eltern strampeln und sich so ein bisschen heimisch fühlen. Bei schmerzhaften Untersuchungen werden zärtliches Streicheln und liebevoller Zuspruch die Not erträglicher machen. Nur die Eltern können dem Kind die Erfahrung vermitteln, dass das Leben schön ist, auch wenn es manchmal Schmerzen und Angst ertragen muss. Es ist sicher immer wieder ein Lichtblick im Tagesablauf eines Brutkasten-Babys, wenn sich jemand intensiv und zärtlich mit ihm beschäftigt.

Es gibt so gut wie nichts, worauf sich ein Brutkasten-Baby wirklich verlassen kann. Letztlich können nur die Eltern eine konstante Beziehung in sein Leben bringen. Was ihm widerfährt, ist in den meisten Fällen unangenehm. Immer wieder sind zum Teil sehr schmerzhafte Untersuchungen und Behandlungen nötig, um das Baby am Leben zu erhalten. Positive Reize erhält es nur sehr selten. Besonders dann, wenn niemand zu Besuch da ist.

Streicheln

Die Gewichtszunahme ist ein wichtiges Indiz zur Beurteilung, ob ein Kind gut gedeiht oder nicht. Schon im Jahre 1969 veröffentlichte Norman Solkoff die Erfahrungen eines Forscherteams über den Zusammenhang von Streicheln und Gewichtszunahme. Bei der Studie stellte sich heraus, dass untergewichtig geborene Säuglinge, die über zehn Tage jede Stunde fünf Minuten lang gestreichelt wurden, schneller zunahmen, schneller wuchsen und physisch robuster waren.
Die Empfindungsfähigkeit der Haut ist eine der am frühesten entwickelten Funktionen beim Baby. Schon ein etwa drei Monate alter Embryo reagiert auf Berührungen. Zärtlicher Hautkontakt, sei es durch Streicheln, im Arm gewiegt werden oder eine sanfte Massage mit wohlriechendem Öl, ist ein »Muss« für alle Babys. Ohne zärtliche Berührung der Haut kann es nicht gut gedeihen. Gestreichelte Babys nehmen nicht nur besser zu, auch die Entwicklung der Magen-Darm-Funktionen wird unterstützt. Jeder kennt die wunderbare Wirkung, die eine sanfte Bauchmassage mit Kümmelöl auf einen Säugling hat, der unter Blähungen leidet. Aber auch die Atmung wird gefördert, und das Herzminutenvolumen erhöht sich.
Früh geborene Kinder können deutliche, festere Berührungen besser wahrnehmen als zu vorsichtige. Lassen Sie sich nicht beunruhigen, wenn das Kleine bei der ersten Berührung etwas zusammenzuckt. Das ist bei sehr unreifen Kindern manchmal

einfach so. Lassen Sie Ihre Hand dann einfach einen Moment ruhig liegen. Das Kind braucht etwas Zeit, um sich auf einen neuen Reiz einzustellen, danach wird es Ihr Streicheln genießen. Besonders angenehm für das Kind ist es, wenn Sie mit einer Hand das Köpfchen umfassen, es der Mittelposition annähern und die andere Hand gleichzeitig an die Fußsohlen legen. Unruhige Kinder entspannen und beruhigen sich so leichter. Das Kind fühlt sich wohl, was sich wiederum positiv auf die Atmung auswirkt. Legen Sie einen Finger in die Hand des Babys – auch das mag es gern. Ebenso wie alle Neugeborenen mögen es auch Frühgeborene ausgesprochen gern, wenn sie bedeckt werden. So fühlen sie sich beschützter und sicherer. In vielen Kliniken lehnt man dies mit dem Argument ab, man könne dann Hautveränderungen nicht so leicht erkennen, außerdem behindere es, wenn mal schnell an dem Kind hantiert werden muss. Fragen Sie danach, ob nicht, zumindest solange Sie bei Ihrem Kind sind, es also ständig im Blick haben, eine Windel über das Kind gelegt werden kann. Die Mutter selbst profitiert ebenfalls auf wunderbare Weise von diesen Berührungen. Durch dieses »Kümmern« wird die Milchbildung gefördert und ein Kreislauf in Gang gesetzt – das Baby reagiert positiv und entspannt sich, die Frau gewinnt an Sicherheit und Vertrauen in ihre Fähigkeiten –, was zu einer tiefen Mutter-Kind-Bindung führt.

Jeder Mensch, auch ein zu früh geborenes Baby, ist auf menschlichen Kontakt und stabile Beziehungen angewiesen. Es wird spüren, wenn es von seinen Eltern durch diese Zeit begleitet wird; die Eltern ihrerseits werden nicht das Gefühl bekommen, ihr Baby im Stich gelassen zu haben. Das Baby wird die Stimmen und die Art des Streichelns wieder erkennen. Wenn die Eltern oder ein Elternteil regelmäßig kommt, vielleicht sogar zu bestimmten Zeiten, wird sich das Baby das merken. Es wird Vertrauen in seine Umgebung gewinnen können.

Liegen und Bewegen

Während ein Frühchen in einem Brutkasten fest auf der Matratze liegen muss und umgeben ist vom Knacken und Piepen der Maschinen, darf ein »normales« Baby im Bauch noch seinen fast schwerelosen Zustand genießen. Hin und wieder stößt es an seine Begrenzungen und lernt so, dass es auch ein Außen gibt. Während die Mutter geht, wird es sanft geschaukelt und manchmal auch in eine unangenehme Lage gebracht. Es merkt, dass sein Protest etwas bewirkt. Die Mutter wird versuchen, ihre Haltung zu ändern, damit das Baby sich wieder wohl fühlt. Die Reaktionen der Mutter sind ihm vertraut: die Art, wie sie geht, sich setzt und wie sie auf seinen Protest reagiert.
Ein Brutkasten-Baby kann alle diese Erfahrungen nicht machen. Wenn es strampelt, dann gehen seine Bewegungen ins Leere. Keine schützende Hülle ist spürbar. Der normale Kommunikationsfluss von Reaktion und Gegenreaktion ist unterbrochen. Auch beim besten Willen sind wir nicht in der Lage, eine vergleichbare Situation für ein früh geborenes Baby zu schaffen. Aber wir können mit Hilfe von Kissen, eingerollten Windeln und einem Fellchen versuchen, ihm ein Nest im Brutkasten zu bauen. Darin kann es sich dann einkuscheln und die fehlenden Begrenzungen spüren. Besonders in der Rückenlage ist dies wichtig, da es sonst oft mit weit von sich gestreckten Ärmchen und Beinchen im Kasten liegt.
Wenn Sie bei Ihrem Kind sind, können Sie es auch sanft bewegen. Ein Frühgeborenes genießt dies, wenn es sehr langsam und mit sicherem Anfassen geschieht. Im Bauch konnte es schon einige Zeit seine Lage allein verändern. Hier kann es dies nicht. Wir müssen ihm dabei helfen. Durch Bewegung können Sie das Gleichgewichtssystem anregen. Durch Pausen in der Bewegung kann es ein Gefühl für Rhythmus entwickeln. Um das Kind nicht

zu überfordern, ist es wichtig, auf seinen Gesichtsausdruck und seine Körperhaltung zu achten. Ob es noch aufmerksam dabei ist oder schon müde, werden Sie schnell erkennen. Frühgeborene brauchen viel Schlaf und werden schnell müde. Deshalb sind größere Pausen bei solchen Stimulationen sehr wichtig.

Hören

Der Lärmpegel im Brutkasten liegt bei etwa 60 db. Dies entspricht dem Geräuschpegel einer Straßenkreuzung. Daneben wird das Kind von allerlei anderen technischen Geräuschen begleitet. Der bei weitem überwiegende Teil seiner akustischen Wahrnehmungen entspricht überhaupt nicht einem normalen Lebensumfeld. Da die Kinder durch laute Geräusche erschrecken, was zu Stress und unter Umständen sogar zu einer Hirnblutung führen kann, ist es zunächst einmal wichtig, den Lärmpegel so weit wie möglich zu reduzieren. Die Türen am Inkubator müssen leise geöffnet und geschlossen werden. Ein Stoß gegen den Inkubator oder unvorsichtiges Abstellen von Dingen darauf erzeugen für das Kind einen Donnerschlag. Wenn Schwestern oder Eltern im Raum sind, kann der Monitor auf visuelle Signalgebung umgestellt werden. Auch die Beatmungsmaschine kann geräuschlos arbeiten. Alle diese Geräuscheindrücke werden vom Kind gespeichert. Als meine Tochter vier Jahre alt war, bekamen wir einen neuen Kühlschrank. Das Alarmzeichen an der Gefrierautomatik entsprach ziemlich genau dem Alarm beim Monitor. Als sie zum ersten Mal dieses Geräusch hörte, hielt sie sich die Ohren zu, hockte sich auf den Boden und schrie. Von anderen Eltern habe ich gehört, dass ihre Kinder bei bestimmten Lauten weglaufen.
Wir müssen den Kindern andere, beruhigende akustische Wahrnehmungen mit auf den Weg geben. Früh geborene Kinder mögen genau wie vor ihrer Geburt ruhige, klassische Musik. Es

gibt einige Studien, die sagen, dass Mozart ihr Lieblingskomponist sei. Sie lassen sich bei dieser Musik oft sehr gut in eine ruhige Schlafphase streicheln. Aber das wichtigste akustische Bindeglied ist die Stimme der Mutter. Ihr unverwechselbarer Klang, ihr Rhythmus, ihre Melodie schaffen eine Verbindung zwischen dem vorgeburtlichen und nachgeburtlichen Leben. Der Klang der Stimme, nicht der Inhalt, kann beruhigend und tröstend auf das Kind wirken. Reden Sie mit Ihrem Kind auch schon dann, wenn es noch im Inkubator liegt. Durch die offene Tür kann es Sie hören. Erzählen Sie ihm von der schönen Zeit nach dem Klinikaufenthalt, erzählen Sie ihm von all den Dingen, die Sie selbst erfreuen, dann wird sich der hoffnungsvolle und freudige Klang Ihrer Stimme auch auf das Kind übertragen. Singen Sie ihm kleine Wiegenlieder vor. Keine professionelle Musikaufnahme ist so schön für das Kind wie Ihre eigene Stimme. In einigen Kliniken wird bereits das Angebot gemacht, die Stimme der Mutter auf Band aufzunehmen und dem Kind zwischendurch vorzuspielen. Insbesondere wenn Mütter nicht so oft zu ihrem Kind können, ist dies ein guter Ersatz.

Von einer Spieluhr im Brutkasten rate ich heute eher ab. Es hat sich gezeigt, dass Schwestern immer dann die Spieluhr in Betrieb setzen, wenn für das Kind unangenehme oder schmerzhafte Behandlungen notwendig sind. Die Kinder verbinden dann später die Schmerzen mit der Musik der Spieluhr. Viele Eltern berichten vom Weglaufen und Schreien ihrer Kinder, wenn sie zu Hause die Spieluhr aufgezogen haben.

Sehen

Das noch nicht geborene Kind bekommt so gut wie keine optischen Reize geboten. Es kann zwar Hell und Dunkel wahrnehmen, aber ansonsten lebt es im eher dunklen Uterus. Ein sehr früh geborenes Kind sollten wir deshalb auch so wenig wie möglich optischen Reizen aussetzen. Ein beatmetes Kind können wir komplett mit zarten rosa Tüchern abdecken. Bei einem nicht beatmeten Kind sollten Sie die Tücher so drapieren, dass es zwar genügend Luft zum Atmen bekommt, aber ihm ansonsten das Gefühl einer dämmrigen Höhle vermittelt wird.

Ein zeitgerecht geborenes Kind wird bei jeder Mahlzeit den Blickkontakt mit der Mutter suchen und ihr Gesicht fixieren. Ein zu früh geborenes Kind braucht zunächst etwas Hilfe. Suchen Sie bewusst den Blickkontakt zu Ihrem Kind, und steigern Sie die Dauer langsam. Später dann können Sie dem Kind ein Spielzeug geben; um seinen unreifen Äuglein das Fixieren (das Baby kann zunächst nur starke Kontraste wahrnehmen) zu erleichtern, sollte es möglichst schwarz-weiß sein. Erst mit ein paar Monaten kann das Kind Farben erkennen.

Saugen, Trinken

Schon im Bauch übt das Kind zu saugen. Es kann die Hand zum Mund führen und am Daumen nuckeln. Ein Frühchen kann dies nicht mehr. Wir müssen ihm ein wenig helfen, dass es das Saugen während der Phase der künstlichen Ernährung nicht verlernt. Halten Sie ihm immer mal wieder Ihren angefeuchteten Finger an die Lippen, damit es daran nuckeln kann. Ist es schon etwas größer, können Sie ihm auch einen kleinen Frühchensauger anbieten.

Überforderung vermeiden

Ein früh geborenes Baby braucht noch sehr viel Ruhe. Es kann noch nicht so wach und aufmerksam sein wie ein reif geborenes Kind. Durch ihre Schläfrigkeit erhalten sich die Kinder offen-

sichtlich auch Reserven, die sie dringend zur Entwicklung benötigen. Deshalb ist es wichtig, dass wir die Kinder nicht überstimulieren. Was wir Eltern dazu beitragen können, ist zum Beispiel, das Baby nicht einfach zu wecken, nur weil wir jetzt da sind und so gerne Kontakt aufnehmen würden. Wenn wir etwas Zeit und Geduld mitbringen, wird das Kind schon von ganz alleine wach, während wir vor dem Kasten stehen und es einfach nur ansehen. Wenn wir es streicheln, ein wenig schaukeln, etwas vorsingen und Blickkontakt suchen, müssen wir es immer im Auge behalten, und sobald es zeigt, dass es nicht mehr mag, es auch in Ruhe lassen. Andernfalls geraten wir in einen Teufelskreis. Auf übermäßige Stimulation reagiert das Frühgeborene mit Apathie (das ist zum Selbstschutz nötig), auf die mangelnde Reaktionsbereitschaft des Kindes reagieren wir dann wahrscheinlich zunächst mit noch mehr Stimulation. Am Ende ist keiner glücklich, das Kind ist gestresst, und ein vermehrtes Auftreten von Apnoen oder sogar Hirnblutungen können die Folge sein.
Aber wir Eltern können nur einen geringen Teil dazu beitragen, dass unser Kind nicht überstimuliert wird. Hier sind wir ganz besonders auf das Verständnis der Ärzte und Schwestern angewiesen. Sanfte Pflege ist hier das Stichwort. Muss das Kind wirklich immer wieder zu Routineuntersuchungen geweckt werden? Wenn ich einen ganz gesunden Erwachsenen ins Bett lege und ihn alle zwei Stunden zu einer Untersuchung wecke, wird er nicht sehr lange gesund bleiben. Fragen Sie, ob Untersuchungen nicht auf die Wachphase des Kindes gelegt werden können, und bitten Sie den Arzt genau zu überlegen, ob eine Untersuchung bzw. Behandlung wirklich sinnvoll und notwendig ist oder ob hier lediglich ein Routineprogramm abgespult wird. Im Interesse des Kindes muss alles vermieden werden, was zu einer unnötigen Stressbelastung führt. Türenknallen, laute Gespräche, klappernde Schuhe, lautes Telefongebimmel und

stets hell ausgeleuchtete Räume tragen nicht zum guten Gedeihen des Kindes bei. All dies sind Stressfaktoren, die sich leicht vermeiden lassen. Sprechen Sie im Zweifelsfall mit Ärzten und Schwestern.

Keine Infektionsgefahr durch Eltern

Noch vor gar nicht langer Zeit waren alle Frühgeborenenstationen geschlossene Abteilungen. Das bedeutete, dass Eltern ihr Baby nur kurz durch die Glasscheibe sehen konnten und es ansonsten der Obhut von Schwestern und Ärzten überlassen mussten. Nach Wochen der Angst bekamen sie dann ein Baby mit nach Hause, das ihnen im Grunde fremd war. Der Grund für diese völlige Isolierung lag in der Angst vor Krankheitsübertragung.
Heute weiß man, dass Keime, die von Eltern oder Geschwistern mit in die Klinik gebracht werden, bei weitem nicht so gefährlich sind wie die hauseigenen Keime des Krankenhauses. (Klaus/Kennell, 1983, S. 153) Diese sind meistens schon gegen alle möglichen Formen von Antibiotika resistent. Dagegen hat sich herausgestellt, dass Kinder, die von Anfang an ein wenig mit den Keimen der Eltern und Geschwister in Berührung kommen, nach der Entlassung bei weitem nicht so anfällig gegen Infektionskrankheiten sind wie Kinder, die unter strengstem hygienischem »Verschluss« leben müssen. Im St. Barbara Krankenhaus in Halle zum Beispiel, das eine sehr fortschrittliche Frühgeborenenstation eingerichtet hat, tragen weder Ärzte noch Eltern sterile Kittel. Nach heutigen Erkenntnissen genügt es völlig, sich die Hände gründlich zu waschen, saubere Kleidung zu tragen und die allgemeinen Regeln der Hygiene zu beachten. Nur bei Schnupfen oder Husten ist es sinnvoll, einen Mundschutz zu tragen. Ist ein Familienmitglied allerdings erkrankt, dann muss

mit dem Arzt über eine sinnvolle Vorgehensweise gesprochen werden. Manchmal kann es erforderlich sein, ein paar Tage nicht in die Klinik zu kommen.

Die »Känguru-Methode« – das Baby im Pullover

Hat sich das Kind nach seiner frühen Geburt aber erst einmal ein wenig stabilisiert, darf es für ein paar Stunden heraus aus dem Brutkasten. Selbst dann, wenn es immer noch beatmet wird oder einfach nur noch zusätzlichen Sauerstoff benötigt. Der kann dem Kind mit Hilfe eines kleinen Schlauches zugeführt werden. Das stört weder das Baby noch die Mutter. Jetzt kann das Baby endlich im Arm gehalten, gewiegt und geküsst werden. Die Eltern können mit allen Sinnen ihr Kind wahrnehmen und umgekehrt auch das Baby die Eltern.

Eine besonders schöne Möglichkeit, sich kennen zu lernen, ist die Känguru-Methode. Diese Haltung haben die Europäer bei den Frauen in Bogotá abgeguckt. Sie wurde dort aus der Not geboren, weil zuwenig Brutkästen vorhanden sind. Mittlerweile hat sich herausgestellt, dass sie wohl die menschlichste Art ist, ein Frühgeborenes großzuziehen. Diese Methode vereint verschiedene Bedürfnisse auf ideale Weise.

Eine Mutter meinte:

So konnten wir zumindest ein wenig von unserer verlorenen Schwangerschaft nachholen. Ich war jeden Tag von mittags bis abends in der Klinik und trug die Kleine im Pullover. Jill durfte aus medizinischen Gründen nur ganz wenig Flüssigkeit bekommen und hatte fast ständig Hunger. Dennoch weinte sie fast nie, solange sie bei mir war.

Wenn sie das Kind so nah spüren kann, fühlt sich fast jede Mutter wieder ein bisschen schwanger. Die Babys stabilisieren so besser und früher ihre Atmung, und das ist der Punkt, an dem sie am meisten gefährdet sind. Vielleicht stärkt die Nähe der Eltern ihren Lebenswillen. Ich persönlich kenne keine schönere Möglichkeit, das Kind kennen zu lernen und Angst im Umgang mit ihm zu verlieren.

Katharina und ich haben oft stundenlang zusammengesessen. Sie lag in meinem Arm, guckte oder schlief, und ich habe gesungen und sie im Arm gewiegt. Diese Stunden waren voller Harmonie. So viel ungestörte und intensive Zweisamkeit haben wir später zu Hause, als uns der normale Alltag wieder einholte, nur noch selten gehabt.

Unsere Friederike vergaß manchmal das Atmen, deshalb hatten wir immer ein kleines Gerät dabei, das Alarm schlug, wenn Friederike mal nicht atmete. Durch die ständige Nähe wusste ich meistens schon vor dem Apparat Bescheid und konnte sie dann durch einen zärtlichen Stupser zum Weiteratmen bewegen. Bei Fehlalarm, was gar nicht so selten passierte, kam keine Panik auf – ich spürte ja ihre Atmung und sah, dass sie nicht blass, sondern rosig war.
Die Känguru-Zeit gehört zu unseren schönsten Erinnerungen. Wir konnten unser Kind ausgiebig beobachten und haben uns unterhalten und dabei ganz allmählich nachgeholt, was eigentlich in den Stunden nach der Geburt hätte passieren sollen. Endlich fühlten wir uns als richtige Familie. Wenn mein Mann arbeiten musste und keine Zeit hatte, habe ich mit der Kleinen im Schaukelstuhl gesessen, und oft schliefen wir nach dem Füttern gemeinsam ein. Diese Vertrautheit, die sich beim »Kängurun« wie von selbst einstellt, ist durch nichts zu ersetzen. Obwohl ich vor zehn Jahren mit Friederike erst relativ spät beginnen konnte – sie lag bereits auf der normalen Frühgeborenenstation –, hat uns diese Zeit auch im Hinblick auf die folgenden Monate zu Hause sehr geholfen.

Bei unserem Sohn hatte ich diese Möglichkeit noch nicht. Damals wohnten wir in der Nähe der Klinik, so dass ich keinen langen Anfahrtsweg hatte. Ich bin zu jeder Tagesmahlzeit zu ihm gefahren, habe ihn gewickelt und gefüttert; anfangs noch im Brutkasten, später durfte ich ihn ganz kurz herausnehmen, um alle notwendigen Tätigkeiten zu verrichten. Aber wir hatten keine Möglichkeit, ausgiebig zu schmusen. Mein Kind blieb mir trotz allem relativ fremd. Wie er war und wie er sich fühlte, wusste ich nicht. Nach jedem Besuch raste ich nach Hause, versuchte mich ein wenig auszuruhen, um für den nächsten Besuch wieder fit zu sein, oder ich erledigte die notwendige Hausarbeit. Die Aufenthalte waren nie angstfrei, und ich fühlte mich jedes Mal gestresst. Meine Gefühle richteten sich auch nicht gezielt auf Maximilian. Ich glaube, ich hätte jedes andere Kind in der Klinik genauso versorgt.

Die drei Wochen Klinikaufenthalt erlebte ich ein wenig wie in Trance. Als er dann endlich nach Hause kam, wurde nichts einfacher, so wie ich es erwartet hatte, sondern es begann zunächst einmal recht schwierig. Sicher, sein kleiner Körper war uns vertraut, wir hatten keine Angst, ihn beim Wickeln zu zerbrechen, aber seine Art, sich zu äußern, war uns fast unbekannt. Oft wussten wir nicht, was er wollte. Diese Unsicherheit hat sich bestimmt auch auf Maximilian übertragen. Er hat viel gespuckt und war häufig unruhig. Durch Körperkontakt ließ er sich anfangs kaum beruhigen.

Verhielt er sich anders, als es mein Säuglingsbuch vorsah, war ich sofort verunsichert und machte mir Sorgen. Einige Male haben wir uns sogar nachts auf den Weg in die Klinik gemacht, weil wir dachten, er sei krank.

Unterwegs beruhigte er sich dann – wahrscheinlich durch das Schaukeln im Auto –, so dass wir wieder nach Hause fuhren. Wir waren viel zu sehr vom Kopf her bestimmt und verließen uns zu wenig auf unser Gefühl. Hinzu kam, dass sich bei mir die Angst und der Stress der letzten Zeit bemerkbar machten. Ich fühlte mich häufig unendlich müde. Bis wir einander vertraut waren und uns aufeinander eingestellt hatten, verging fast ein halbes Jahr. Heute weiß ich, dass auch diese Anfangszeit nicht ganz so wirr hätte verlaufen müssen.

Meine Erfahrungen mit der Känguru-Methode sind da wesentlich besser. Als Friederike auf die Welt kam, waren wir in eine andere Stadt umgezogen, und mein Weg in die Klinik nahm immer eine halbe Stunde in Anspruch. Dennoch waren die Besuche bei ihr nicht halb so anstrengend wie bei Maximilian. Solange sie auf der Intensivstation lag, bin ich täglich zweimal bei ihr gewesen. Wir hatten entsetzliche Angst, dass sie es nicht schaffen könnte. Abends haben wir sie gewaschen und angezogen – unser wichtigster Termin in dieser Zeit. Noch durften wir sie nicht aus ihrem Kasten nehmen. Aber durch die Möglichkeit, sie ein wenig mitzuversorgen, sie zu sehen und zu streicheln, konnten wir ein bisschen mit ihr fühlen. Machte sie Fortschritte, ging es auch uns relativ gut, war wieder ein Rückschlag zu verzeichnen, dann fühlten auch wir uns schlecht, und es blieb nur die Hoffnung. Diese gemischten Gefühle bildeten in dieser Zeit den Draht zu unserer Tochter.

Das erste Mal auf dem Arm hatte ich sie, als sie die Intensivstation verließ und auf die normale Frühgeborenenstation umzog. Das war unser erster großer Meilenstein, den wir erreicht hatten. Von diesem Zeitpunkt an bin ich jeden Tag dreimal in der Klinik gewesen. Anfangs bekam sie nur einmal täglich Ausgang aus ihrem Brutkasten, und kängurun durften wir auch noch nicht. Aber wenigstens auf dem Arm konnte ich sie halten, in einem dicken Kissen eingepackt. So haben wir auf einem kleinen Hocker neben dem Inkubator gesessen. Das war wirklich nicht gerade bequem, aber wir waren wenigstens zusammen. Trotzdem fühlte ich mich nie so kaputt, wenn ich wieder nach Hause fuhr, wie nach den kurzen Besuchen bei Maximilian.

Als wir dann endlich kängurun konnten, begann unsere schönste Zeit. Jetzt blieb ich den ganzen Tag in der Klinik, unterbrochen nur von einer kurzen Mittags- und Kaffeepause. Das mag sich sehr anstrengend anhören. Für mich war es erholsam. Endlich keine Angst mehr. Die Klinik war jetzt ein Schonraum für uns geworden. Weit weg vom Alltag konnten wir die Nähe einfach genießen. In diesen Stunden holte ich mir die Kraft für alles, was sonst noch zu erledigen war. Wenn ich mich unsicher fühlte, konnte die Ärztin weiterhelfen; sei es, dass ich Rieke zu blass fand oder zu verschlafen. Als sie dann nach Hause kam, hatte ich schon ein Gefühl für ihre Bedürfnisse und ihr Verhalten entwickelt. Das machte sich dann auch in der ersten Zeit bemerkbar.

Natürlich waren die ersten Wochen auch bei ihr aufregend. Sie verhielt sich auch plötzlich ganz anders als in der Klinik und hundert Ängste traten wieder auf. Aber alles in allem waren wir viel gelassener und sicherer. Das schien auch Friederike zu spüren. Sie ist ein freundliches Kuschelbaby geblieben. Schon nach kurzer Zeit hatten wir unseren Tagesablauf aufeinander eingestellt und mit ca. drei Monaten schlief sie nachts durch. Einiges wird am unterschiedlichen Temperament unserer Kinder liegen, einiges auch daran, dass beim zweiten Kind alles sowieso viel ruhiger abläuft. Aber ich bin fest davon überzeugt, dass wir ganz viel unserer Känguru-Zeit verdanken, obwohl wir erst so spät damit beginnen konnten.

Unser drittes Kind bekam ich vor fünf Jahren ebenfalls in der Universitätsklinik Düsseldorf. Sie wurde in der 27./28. Woche geboren und wog 750 Gramm. Auch sie wurde beatmet. Diesmal jedoch war das kein Grund für uns, nicht sofort zu kängurun. Die Mediziner hatten mehr Erfahrungen sammeln können und ihre Ängste weitgehend verloren. Bereits am dritten Tag hatte ich sie auf meiner Brust liegen. Noch heute glaube ich manchmal die Stelle, auf der mein Kind zum ersten Mal lag, zu spüren, und dieser Tag gehört zu meinen glücklichsten Erinnerungen. Aber auch meiner Isabelle scheint dieses frühe Zusammensein Glück gebracht zu haben. Bereits am fünften Tag atmete sie völlig selbständig ohne jegliche Unterstützung. Eine Schwester sagte mir, dass sie dies bei einem so kleinen Kind vorher noch nie erlebt habe. Manchmal frage ich mich, ob nicht auch Friederike, die ja viel schwerer war und später geboren wurde, durch früheres Kängurun schneller vom Beatmungsgerät weg gewesen wäre.

Isabelle hatte einen kleinen Bettnachbarn, der einen Tag später als sie geboren wurde. Er kam in der 27. Woche mit einem Gewicht von ebenfalls ca. 750 Gramm zur Welt. Auch er wurde beatmet. Er war das erste Kind dieser Familie und die Eltern hatten unendlich viel Angst. Zunächst standen sie nur vor dem Brutkasten und trauten sich nicht, den Kleinen anzufassen. Nach einem kurzen Besuch gingen sie entsetzlich traurig nach Hause. Auch diese Mutter wurde gefragt, ob sie mit dem Kind kängurun wolle. Da bei Schwestern und Ärzten noch viele Vorbehalte gegen diese Methode zu einem solch frühen Zeitpunkt vorhanden waren, wurde diese Frage auch entsprechend zurückhaltend gestellt. Die Mutter lehnte ab. Auch bei Dominique hat man bereits am dritten Lebenstag versucht, die Beatmung auf CPAP umzustellen. Es hat nicht geklappt. Dann wurde auch noch die Mutter krank und konnte einige Tage nicht kommen. Als sie dann endlich wieder da war, mochte sie die Brutkastentüre nicht öffnen, aus Angst, sie könne den Kleinen mit ihrer Erkältung anstecken. Als Isabelle auf die normale Frühgeborenenstation verlegt wurde, musste Dominique immer noch beatmet werden. Ich habe ihn zwei Tage vor Isabellas Entlassung aus der Klinik gesehen, als auch er dann endlich auf die normale Frühchenstation kam. Natürlich kann niemand mit Sicherheit sagen, dass dieses Kind beim Kängurun schneller selbständig geatmet und weniger Komplikationen gehabt hätte; zumal die Schwestern ihn fast jeden Abend beim Bettenmachen herausgenommen und geknuddelt haben. Aber dennoch – bis heute habe ich das Gefühl, dass Dominiques Weg leichter hätte sein können.

Die meisten Mütter, mit denen ich gesprochen habe, haben auch zu Hause noch einige Zeit weiter gekängurut. Zum einen hilft es Ängste abzubauen – man spürt ja, wie es dem Kind geht –, zum anderen steht ihm dieser intensive Kontakt einfach noch zu – es lebt sowieso schon unter Bedingungen, die für einen so kleinen Menschen noch gar nicht angemessen sind.

Es gibt mittlerweile diverse Studien über die Känguru-Methode. Die Autoren kamen in verschiedenen Bereichen zu unterschiedlichen oder gar gegensätzlichen Ergebnissen. Jedoch fand man in keiner der Studien eine negative Auswirkung auf den Zustand des Kindes. Bisher unwiderlegt ist die Beobachtung, dass die Mütter länger stillen und mehr Milch produzieren. Professor Dr. Eberhard Schmidt von der Universität Düsseldorf stellte fest, dass 50 Prozent der Känguru-Mütter stillten, während in der Kontrollgruppe überhaupt nicht gestillt wurde. Die Kinder zeigten ein besseres Wachstum und die Infektionsrate war gegenüber der Kontrollgruppe nicht erhöht. Im Bereich der psychosozialen Effekte kamen nahezu alle Gruppen zu einem positiven Ergebnis. Auch bestätigt die Mehrzahl der Untersuchungen einen Anstieg der kindlichen Körpertemperatur. Aus eigener Erfahrung kann ich sagen, dass es eher ein Problem war, die Kinder nicht zu überhitzen, selbst bei der nur 750 Gramm leichten Isabelle ist die Körpertemperatur während des Känguruns so hoch gestiegen, dass wir das Kissen gegen eine leichte Decke austauschen mussten.

Viele Ärzte, die schon länger mit der Känguru-Methode vertraut sind, bestätigen zudem, dass sich die Atmung normalisiert, während die Kinder gehalten werden. Dr. Richard de Leeuw am

Akademischen Medizinischen Zentrum der Universität Amsterdam hat eine breit angelegte Studie mit über hundert Babys durchgeführt. Er gelangte zu dem Schluss, dass das Kängurun sogar für winzige noch nicht stabile Babys eine sichere Methode darstellt. Ihre Atmung normalisiert sich, die Hauttemperatur steigt und die Infektionsrate liegt bei diesen Kindern nicht höher als bei anderen. In der Amsterdamer Klinik dürfen Väter und Mütter ihr Kind halten, so lange und so oft sie wollen. Jedes einigermaßen stabile Neugeborene darf kängurun, selbst dann, wenn es noch an ein Beatmungsgerät angeschlossen ist. Dr. Albert Klaube vom St. Barbara Krankenhaus in Halle hat festgestellt, dass sich bei hartnäckig wiederkehrenden Apnoen der direkte Hautkontakt in Bauchlage auf der Brust der Eltern oder ersatzweise bei den Schwestern sehr bewährt hat. Er ist der Auffassung, dass man durch Hautkontakt das manifeste Atemnotsyndrom nicht selten verhindern kann.

Die Känguru-Methode ist heute fester Bestandteil des psychosozialen Betreuungskonzepts. Allerdings ist unter den Medizinern noch strittig, wann und unter welchen Voraussetzungen mit dem Kängurun begonnen werden kann. Es wurden bisher keine wissenschaftlichen Studien über den Hautkontakt direkt nach der Geburt, das heißt ohne vorherige Durchtrennung der Nabelschnur und der medizinischen Begutachtung des Kindes gemacht. Da allerdings auf der ganzen Welt in vielen Kliniken die Känguru-Methode routinemäßig nach der Geburt praktiziert wird, weiß man, dass bei Kindern, die zwischen der 34. und 36. Schwangerschaftswoche geboren werden und nach fünf Minuten einen Apgar-Wert von sechs oder mehr aufweisen, keine Probleme auftreten. Diese Kliniken gibt es auch in Deutschland. Da es aber nicht für jeden möglich ist, in einer solchen Klinik zu entbinden, bleibt nur zu hoffen, dass dies bald auf allen Entbindungsstationen zur Routine wird.

In Frankreich, Dänemark und Schweden ist es üblich, auch sehr kleine Frühchen in der 27. oder 28. Schwangerschaftswoche innerhalb von fünf Minuten nach der Geburt ihren Müttern zurückzugeben. Leider liegen mir hierzu keine Untersuchungsergebnisse vor. Ich gehe jedoch davon aus, dass auch in diesen Ländern verantwortungsbewusste und gute Ärzte zum Wohle dieser kleinen Kinder arbeiten. Mir ist es nicht gelungen, im deutschsprachigen Raum eine Klinik zu finden, die einen solch frühen Kontakt ermöglicht. Die Tendenz geht jedoch auch in Deutschland dahin, dass immer kleinere und auch beatmete Kinder in den Genuss der Känguru-Methode kommen.

Es gibt ein paar Dinge, die Eltern beim Kängurun beachten sollten:

1. Nehmen Sie sich Zeit. Eine Stunde sollte es schon sein. Sicher genießt Ihr Kind auch kürzere Zeiten, aber bedenken Sie, dass, je nachdem, wie klein das Baby ist, das Umbetten recht anstrengend sein kann und es dann schon etwas Zeit braucht, sich wieder zu erholen.

2. Suchen Sie sich Zeiten aus, an denen es auf der Station möglichst ruhig ist und in denen Sie nicht durch irgendwelche anstehenden Untersuchungen mit dem Kind gestört werden.

3. Tragen Sie Blusen oder Jacken, die vorne zu öffnen sind.

4. Benutzen Sie nicht zu viel Parfüm. Die kleinen Nasen sind noch ausgesprochen geruchsempfindlich.

Rooming-in

Bei weitem nicht alle zu früh geborenen Kinder gehören auf eine spezielle Station. Viele könnten bei einer guten Überwachung direkt nach der Geburt bei ihrer Mutter bleiben. In einigen fortschrittlichen Kliniken wird das bereits so gehandhabt. So besteht wirklich kein Grund, das Kind in aller Eile wegzugeben, wenn es zum Beispiel in der 36. Woche mit einem Gewicht von 1.900 Gramm auf die Welt kommt und seine Apgar-Werte in Ordnung sind. Dann sollte Zeit genug bleiben, um zusammen zu bleiben, zu schmusen und sich kennen zu lernen. Ist ein Kinderarzt zugegen, so besteht keinerlei Gefahr. Um ganz sicher zu gehen, kann das Kind ja an einen Herz-Atem-Monitor angeschlossen werden. Das würde keinen in der Dreisamkeit stören. Aber selbst das ist in vielen Fällen nicht nötig. Stellt sich später heraus, dass das Kind noch nicht kräftig genug zum selbständigen Trinken ist, so ist selbst dies kein Grund zur Verlegung auf eine entfernte Säuglingsstation. Eine Schwester mit entsprechender Ausbildung und Erfahrung kann ein Kind auch im Zimmer der Mutter über eine Sonde ernähren.

Nur wenige Kliniken geben Eltern und Kind die Chance zu einem so guten Start, obwohl keinerlei medizinische Gründe dagegen sprechen. Ob ein Brutkasten im Zimmer der Mutter steht oder ein normales Bettchen, ist in erster Linie ein organisatorisches Problem. Die Schwierigkeiten einer frühen Mutter-Kind-Trennung, angefangen bei Stillproblemen bis hin zu häufig vorkommenden Bindungsproblemen und Verhaltensstörungen beim Kind, sind hinreichend bekannt. Allen Verantwortlichen und Betroffenen sollte es deshalb ein großes Anliegen sein, die Zahl der früh auseinander gerissenen Familien so gering wie möglich zu halten.

Sicher ist das in vielen Kliniken auch ein finanzielles Problem. Aber durch eine sinnvolle Zusammenarbeit zwischen Gynäkologie und Kinderabteilung ließe sich manches organisieren. Für kranke Kinder hat es sich mittlerweile durch den Druck der Eltern in fast allen Krankenhäusern durchgesetzt, dass Mutter und Kind zusammenbleiben. Ein früh geborener Säugling ist nicht weniger empfindsam als andere Kinder. Engagierte Eltern können sicher eine ganze Menge in diesem Bereich erreichen.

Bei Kindern, die eine Intensivstation oder aus anderen Gründen einen längeren Klinikaufenthalt benötigen, ist Rooming-in sicher nicht immer eine durchführbare Möglichkeit. Zwar ist es theoretisch durchaus möglich, auch in solchen Fällen Mutter und Kind in einem Zimmer unterzubringen, und dies wird zum Beispiel in der anthroposophischen Klinik in Herdecke angeboten, aber die dabei auftretenden seelischen Belastungen für die Mutter dürfen nicht übersehen werden. Wochenlang in einem Zimmer mit einem Kind zu leben, das vielleicht ständig mit dem Tod ringt, kann die Kräfte einer Frau überfordern. Dieses »Eingesperrtsein« ohne Ausweichmöglichkeit und Ablenkung kann leicht zu Ablehnung und Aggressivität führen.

Trotzdem ist es wichtig, dass auch Intensivstationen dieses Angebot für Eltern bereithalten. Viele Eltern haben den Wunsch, bei ihrem Kind zu sein, und sei es auch nur für ein paar Nächte. Diese Möglichkeit brauchen sie dann. Es sollte ihnen nicht zugemutet werden, sich zu Hause halb verrückt vor Angst innerlich zu zerreißen. Aber es darf aus dem Angebot kein Zwang entstehen. Es ist legitim, wenn sich eine Mutter der Belastung auf einer Intensivstation entzieht, sie kann nur die Kraft und Zuversicht weitergeben, über die sie selbst verfügt. Deshalb ist es auch im Interesse des Kindes, wenn sie sich Verschnaufpausen und eine angenehme Umgebung gönnt, in der sie auftanken kann. Das sollte sich eine Frau überlegen, bevor sie sich entscheidet, mit ihrem Kind auf der Intensivstation zu leben.

Eine gute Alternative zum Rooming-in ist die Möglichkeit der Eltern, Tag und Nacht Zutritt zur Station zu haben. Haben sie ein ungutes Gefühl oder einfach Sehnsucht nach ihrem Kind, können sie so jederzeit zu ihm. Auch mitten in der Nacht.

Die familiengerechte Frühgeborenenstation

Eine gute Klinik wird die Eltern bei ihrer »Liebesarbeit« unterstützen und sie auffordern, aktiv am Leben ihres Babys teilzunehmen. Aber das ist leider noch längst nicht in allen Kliniken so. Nicht überall haben Eltern das Gefühl willkommen zu sein, und Zugang wird ihnen nur zu bestimmten Zeiten gewährt.
Ich habe eine Klinik gesehen, in der alles perfekt ausgestattet war. Es gab geschmackvoll eingerichtete Räume zum Stillen und Abpumpen der Milch mit den bequemsten Stühlen, Besprechungszimmern, Möglichkeiten zum Kängurun oder Kaffee zu kochen. Überall war ausreichend Platz. Die Zimmer mit den Inkubatoren waren so groß, dass bequem ein Sessel oder sogar ein Bett zwischen die Brutkästen gepasst hätte. Die ganze Station lag in gedämpftem Licht, und es war kein Geräusch zu hören – geradezu vorbildlich, so wie es immer wieder gefordert wird. Nur Leben habe ich dort nicht gespürt. Ich habe keine Eltern bei ihren Kindern gesehen, alle Räume waren unbenutzt und wirkten wie Dekorationen in Einrichtungshäusern. Die Inkubatoren in den riesigen Räumen mit winzigen Babys ohne Eltern lösten selbst bei mir Beklemmungen aus. Als ich die Station verließ, hatte ich das Gefühl, in einer Aufzuchtstation irgendwo im Weltraum gewesen zu sein. Zutritt zu dieser Abteilung wurde den Eltern nur zu bestimmten Zeiten gewährt und auch erst, nachdem sie einen keimfreien Kittel übergezogen hatten.
In vielen anderen Kliniken werden immer wieder Platz-, Geld- und Organisationsprobleme genannt. In den meisten Fällen sind das wohl eher vorgeschobene Gründe, aber keine wirklichen Hindernisse. Vielleicht kann nicht alles gleich perfekt laufen, aber mit der Bereitschaft zur Improvisation ist bestimmt vieles zu erreichen. Ein kleiner Raum, in dem ein paar Schaukelstühle und

etwas Spielzeug für die Geschwisterkinder untergebracht sind, findet sich in fast allen Kliniken. Sicher sind auch Eltern bereit, bequeme Sitzmöbel und Spielzeug zu spenden. Es müssen ja keine neuen Sachen sein. Sollte wirklich kein Raum zu finden sein, dann geht zur Not auch ein kleiner Hocker neben dem Inkubator – zumindest vorübergehend. Das Wichtigste ist die Atmosphäre.

Im St. Barbara Krankenhaus in Halle sind Platz und Geld ganz sicher Mangelware. Es gibt keine separaten Aufenthalts- oder Stillzimmer. Gespräche zwischen Ärzten und Eltern finden in einer winzigen Kammer statt, die auch noch als Abstellraum benötigt wird. Auch ein Schwesternzimmer gibt es nicht. Die Schwestern und Ärzte haben einen Schreibtisch und eine kleine Küche mit Tisch und Stühlen im Eingangsbereich untergebracht. Gekängurut wird hier auf Gartenliegen zwischen den Inkubatoren in drangvoller Enge. Berührungs- und Schwellenangst empfindet hier sicher niemand. Gespräche und Kontakte zwischen Frühcheneltern müssen nicht organisiert werden. Sie sind unter diesen Bedingungen unvermeidbar und selbstverständlich.

Während meines Besuchs habe ich denn auch viele Eltern bei ihren Kindern angetroffen. Die winzigen Räume sind in Pastellfarben gestrichen. Das Licht ist ausgeschaltet, aber trotz des extremen Platzmangels und der vielen Menschen ist es leise auf der Station. Aber hier wirken die Ruhe und das Halbdunkel nicht bedrückend, sondern eher heimelig. Fast alle Schwestern arbeiten schon sehr lange auf der Station, und jedes Jahr gibt es ein Frühchentreffen mit den »Ehemaligen«.

In Halle hat mich besonders beeindruckt, mit wie viel menschlicher Wärme über die Kinder und ihre Eltern gesprochen wurde und wie unkompliziert der Umgang zwischen Eltern, Schwestern und Ärzten war. Schwestern und Ärzte verstehen sich als Team, deren Aufgabe es ist, Kinder und Eltern liebevoll zu begleiten.

Die Atmosphäre dieser Station konkretisiert sich für mich am deutlichsten in einer kleinen Szene: Dr. Klaube, der Stationsleiter, einige Schwestern mit Babys auf dem Arm und ich saßen um den Tisch im Eingangsbereich und tranken Kaffee. Die Schwestern erzählten von ihrer Arbeit, zeigten mir Fotos von mittlerweile großen »Ehemaligen«. Sie sprachen untereinander vom letzten Frühchentreffen und es fielen Sätze wie:»»Kannst du dich an Nicole erinnern, die Kleine mit dem süßen Kleidchen? Meine Güte, ist die ein kleiner Feger geworden.« Irgendwann meinte die Stationsschwester zu mir: »Ach wissen Sie, wir kennen fast alle ›unsere‹ Kleinen und keines hat bisher die Station verlassen, ohne nicht vorher einmal Mandelschokolade probiert zu haben.« In dieser Klinik in Halle ist vieles möglich, was in anderen Kliniken undenkbar wäre. Noch vor wenigen Jahren hatte auch das St. Barbara Krankenhaus eine ganz normale Neugeborenen-Intensiv-Station.

Dr. Klaube, seit 30 Jahren Neonatologe, berichtet:

Die stetige Fortentwicklung der Intensivtherapie führte zwar zu einer eindrucksvollen Senkung der Sterberate unter den Frühgeborenen, aber die Reduzierung der Behinderungen verlief nicht so beeindruckend. Wir sahen die Ursachen dafür in dem immer größer werdenden Anteil überlebender Kinder mit immer kleineren Geburtsgewichten, dem zunehmenden Umfang invasiver Therapiemethoden mit ihren möglichen Komplikationen, aber auch in dem Umstand, dass durch zunehmende Technisierung der Intensivtherapie, verbunden mit der Furcht vor Infektionen, die Mutter-Kind-Trennung immer kompletter wurde.

Von der Evolution zum Tragling bestimmt, erwartet ein Neugeborenes seinen ihm vorbestimmten Platz, den Körperkontakt mit der Mutter. Mit Hilfe seiner Mutter wird das Neugeborene seine Anpassung an die Lebensbedingungen außerhalb des Uterus gelassen bewältigen. Einem früh geborenen Kind verweigern wir diese Starthilfe und glauben, allein durch technische/medizinische Versorgung dieses Ur-Bedürfnis ersetzen zu können, es sogar zu gefährden, wenn wir darauf eingehen.

Mittlerweile orientieren wir uns in Halle am Verhalten des Kindes und seinem Bedürfnis nach einer möglichst uterusähnlichen Umgebung. Die vorzeitige Geburt bedeutet für das organisch meist gesunde, funktionell aber unreife Kind ein hohes Maß an Stress. Neue, unbekannte Erlebnisse wie Schmerz durch Intubation und Beatmung, Laborkontrollen, Plazierung von Venen- oder Arterienkathetern lösen Angst aus. Die Angst wächst zusätzlich durch die Trennung von der Mutter, das Ur-Erlebnis eines jeden Neugeborenen. Die angespannte emotionale Reaktionslage bewirkt einen erhöhten Energie- und Sauerstoffverbrauch. Angst macht Frühgeborene krank, denn Gesundheit setzt auch psychosoziales Wohlbefinden voraus.

Da immer die Erstversorgung über die anschließende Behandlungsstrategie entscheidet, wird unser ganzes Vorgehen von der Absicht bestimmt, Energie- und Sauerstoffverbrauch zu minimieren. Wir hüllen das Kind sofort in vorgewärmte Windeln, nehmen es in die Hände und versuchen, menschliche Zuwendung vom ersten Lebensmoment an zu vermitteln. Niemals werden von uns vorhandene Funktionen unterdrückt oder gar ausgeschaltet, wie beispielsweise die Spontanatmung durch Intubation und Beatmung wegen eines bevorstehenden Transportes. Erst wenn durch sanfte taktile Reize, zusätzliches Sauerstoffangebot oder einer Beatmung mittels Beutel keine stabile Eigenatmung zu erreichen ist, wird intubiert. Bei hartnäckigen Apnoen (Atempausen) hat sich der direkte Körperkontakt Haut zu Haut in Bauchlage auf der Brust der Eltern oder ersatzweise bei den Schwestern sehr bewährt. Hat sich das Kind stabilisiert, wird ihm die erste Nahrung angeboten oder sondiert. Dann wird es bei leiser, klassischer Musik in die erste Schlafphase gestreichelt.

Die Wahrscheinlichkeit, ein Kind einer aggressiven und nicht komplikationsfreien Übertherapie zu unterziehen, beträgt immerhin 50 Prozent. Deshalb hat die klinische Beobachtung durch Schwestern und Ärzte in unserem Konzept einen hohen Stellenwert. Gleichzeitig erreichen wir hierdurch ein hohes Maß an menschlicher Zuwendung. Der überwiegende Teil auch sehr kleiner Frühgeborener ist organisch gesund. Wir betrachten diese Kinder deshalb nicht als Patienten (Kranke), sondern als sehr kleine, unreife und hilfsbedürftige Mitmenschen. Wir wollen dem Kind die Anpassung an die äußeren Umweltbedingungen aus eigener Kraft ermöglichen. Dabei bemühen wir uns ihre funktionelle Unreife durch Zuwendung und Hilfen zu mildern, vorhandene Funktionen zu nutzen, unregelmäßige zu stabilisieren und fehlende zu aktivieren. Nicht selten beansprucht auf diesem Weg ein sehr kleines, in den ersten Lebenstagen oft sehr labiles Frühgeborenes eine Schwester pro Schicht.

Apparatemedizin contra sanfte Pflege ist für uns nicht das Thema. Wir sind auf dem neuesten Stand der Intensivmedizin und mit allen dazu gehörenden Geräten ausgestattet. Diese nutzen wir auch im Bedarfsfall. Diagnostisch und therapeutisch notwendige Entscheidungen dürfen niemals zu spät getroffen werden. Es geht hier nicht um eine generelle Ablehnung der intensivmedizinischen Betreuung. Nur wollen wir alle aggressiven und invasiven medizinischen Maßnahmen auf ein Minimum reduzieren. Alles, was im Umfeld oder am Kind selbst geschieht, ist vom Zustand des Kindes und nicht von Routine bestimmt. Dies setzt unbedingtes Vertrauen, ein hohes Maß an Verantwortungsbewusstsein und Erfahrung innerhalb des Teams voraus.

Unser Umgang mit Erwachsenen und Kindern soll den Eltern deutlich machen, dass wir uns nur vorübergehend mitverantwortlich fühlen. Sie sollen spüren, dass wir nicht unsere Frühgeborenen behandeln, sondern ihre Kinder so behandeln, wie wir unsere eigenen behandeln würden. Von Schwestern angeleitet, vom Arzt stets offen über den Zustand des Kindes und alle erforderlichen Behandlungsmaßnahmen informiert, gewinnen die Eltern zunehmend Sicherheit und übernehmen die Pflege des Kindes allmählich selbständig. So können wir dann auch fast immer mit einem Gewicht von deutlich unter 2.500 Gramm entlassen. Ausschließlich die Vitalität und Stabilität sowie die Sicherheit der Eltern im Umgang mit ihrem Kind bestimmen den Entlassungstermin. Bis zum Erreichen des Körpergewichts von 2.500 Gramm übernehmen wir zunächst im einwöchigen, später im zweiwöchigen Abstand die ambulante Kontrolle. Einen Apnoemonitor zur Überwachung geben wir nicht mit. Alle Kinder werden in das Nachsorgeprogramm für Risikoneugeborene aufgenommen. *(Sozialpädiatrisches Zentrum des St. Barbara Krankenhauses, Halle)*

Bereits seit 1977 betreut Dr. Klauber alle früh geborenen Kinder mindestens bis zur Einschulung (einschließlich Impfungen etc.) selbst. Mit viel Engagement von Seiten der Ärzte und Schwestern wurde in Halle eine familiengerechte Frühchenstation aufgebaut, in der Gefühle und Beziehungen gedeihen können. Anders kann sich das hier heute niemand mehr vorstellen. Nach der Umwandlung hat man nur gute Erfahrungen gesammelt. Es gab keine erhöhte Anzahl von Infektionen oder sonstigen Komplikationen. Auch im Vergleich zu anderen Kliniken, in denen es weitaus steifer und »klinischer« zugeht, schneidet das St. Barbara Krankenhaus sehr gut ab. Erste klinische Ergebnisse einer Studie können dies belegen.

Nach all den guten Erfahrungen der letzten Jahre will man hier in Zukunft einen noch engeren Kontakt zwischen Eltern und Kindern ermöglichen. Im geplanten Neubau der Klinik sind zwei Wohneinheiten mit je zwei Betten, Sanitäreinrichtungen und Kochgelegenheit auf der Intensivstation vorgesehen. Hier können dann entweder vier schnittentbundene Mütter direkt nach der Geburt zusammen mit ihren Kindern mitbetreut werden, oder es ist Platz für zwei Ehepaare, die vielleicht noch vor der Entlassung das Leben mit ihrem Kind unter der Obhut der Klinik proben möchten. Gestaltet werden soll die neue Station von Künstlern unter der Maxime »Alles rund um die Geburt«. Da allein die Idee – Eltern und Kindern die schwierigen Startbedingungen so leicht wie möglich zu machen – von Achtung, Liebe und Verständnis zeugt, gehe ich davon aus, dass hier nicht eine kalt und abweisend wirkende Intensivstation entstehen wird, sondern eine familiengerechte Frühchenstation, in der sowohl die besonderen medizinischen wie psychologischen Bedürfnisse berücksichtigt werden. So nahe liegend diese Organisationsform auch sein mag, ist sie in Deutschland doch kaum zu finden, und ich hoffe, dass im Interesse der Eltern und Kinder dieses Pilotprojekt Schule machen wird.

5
Ernährung des »Frühchens«

Muttermilch: Stillen und Abpumpen

Die beste Ernährung ist gerade für Frühgeborene zweifellos die Muttermilch. Fällt es vielen Frauen schon nach einer normalen Geburt schwer, eine befriedigende Stillbeziehung aufzubauen, so kann sich jeder vorstellen, dass es für eine Frühchenmutter noch weitaus schwieriger ist. Noch vor gar nicht langer Zeit ging man davon aus, dass eine Frühchenmutter oder eine Frau, die durch Kaiserschnitt entbindet, nicht genügend Milch hat, um ihr Kind zu ernähren. Das hat sich unzweifelhaft als falsch herausgestellt. Dennoch wird in vielen Kliniken nicht entsprechend gehandelt, und viele Frauen versuchen erst gar nicht zu stillen oder geben nach kurzer Zeit wieder auf.

Idealerweise sollte ein Baby, das lediglich Gewichtsprobleme hat, im Zimmer der Mutter untergebracht werden, so dass immer wieder die Möglichkeit besteht, es zum Trinken anzulegen. Frühchen sind trinkfaul, sie können noch nicht so kräftig saugen wie ein zeitgerechtes Baby und dürfen auch nicht überfordert werden. Aber wenn das Frühgeborene immer wieder üben kann, wird es sich nach einiger Zeit aus der Brust ernähren können, und auch die Mutter wird dann genügend Milch zur Ernährung ihres Kindes produzieren. Einige Babys können von Anfang an kräftig genug saugen, die meisten müssen allerdings zusätzlich durch die Sonde ernährt werden. Wenn die Mutter dann noch Milch abpumpt, kann sich das Wechselspiel von Angebot und Nachfrage auf relativ natürliche Weise einspielen.

Leider sieht die Realität in den Kliniken ganz anders aus. Mutter und Kind sind getrennt, und um das Kind mit Muttermilch zu ernähren, muss die Frau ihre Milch erst einmal abpumpen. Das Kind erhält sie dann entweder über eine Sonde oder mit der Flasche. Bei ganz kleinen Babys, die überhaupt noch nicht saugen können und auf einer Intensivstation liegen müssen, ist das ohnehin nicht anders zu bewerkstelligen.

Milchflussreflex

Nun sind Anblick und Geräusch einer Milchpumpe nicht gerade stimulierend. Viele Frauen haben deshalb Probleme, den Milchflussreflex in Gang zu halten. Es kann daher zumindest anfangs sinnvoll sein, vor jedem Abpumpen der Milch mit dem Hormon Oxytozin der Natur ein wenig auf den Weg zu helfen. Oxytozin wird normalerweise vom Körper während des Saugens ausgeschüttet und bewirkt, dass die frische, fetthaltige »Hintermilch« aus den Alveolen (Milchbläschen) nach vorne gelangt und für das Kind erreichbar wird.

Dieser Vorgang ist, bis sich das Stillen eingespielt hat, äußerst sensibel. Emotionale Störungen, Stress, Verkrampfung und mangelnde Anregung können den Milchflussreflex so stören, dass erhebliche Probleme auftreten, die letztlich dem Stillwunsch der Frau im Wege stehen. Bei einem mangelhaft funktionierenden Milchflussreflex kann nur die Milch in den Reservoirs und in den Milchgängen entleert werden. Das ist etwa ein Drittel der vorhandenen Menge. Die restlichen zwei Drittel frisch gebildeter Milch in den Alveolen und Drüsenlappen bleiben unerreichbar. Im Drüsengewebe steigt der Druck, so dass die Milchgänge sich gegenseitig abdrücken, und die Produktion geht zurück.

Für die Frau bedeutet das, dass die Brust anschwillt, hart wird und schmerzt. Durch die Schmerzen wird sie sich noch mehr verkrampfen. Beim Stillen oder Abpumpen kommen dann nur noch ein paar Tropfen Milch aus der Brust, was keine Erleichterung verschafft. Ein Milchstau ist äußerst schmerzhaft und kann der Beginn einer gefürchteten Reaktionskette sein: Milchstau – wunde Brustwarzen – Brustentzündung – Abszess.

Das Kind erhält bei einem mangelhaft funktionierenden Milchflussreflex nur die »Vordermilch«, die im Gegensatz zur frischen Hintermilch wesentlich kalorienärmer ist und auch weniger Fett enthält. Beim Stillen oder Abpumpen an der zweiten Brust haben sich durch den Milchflussreflex (er wird immer gleichzeitig an beiden Brüsten wirksam) Vorder- und Hintermilch schon gemischt. Man sagt, dass Babys an der zweiten Brust am besten gedeihen.

Milchmenge

Die Milchmenge wird in erster Linie durch die Nachfrage bestimmt. Beim Saugen oder Abpumpen werden die Nervenenden in Brustwarze und Warzenhof gereizt. Durch diesen Reiz wird das Gehirn veranlasst, das Hormon Prolaktin zu bilden, das für die Milchbildung im Körper der Frau verantwortlich ist. Bei der Geburt ist eine Überdosis Prolaktin vorhanden und somit auch ein Milchüberschuss. Erst allmählich pendeln sich Angebot und Nachfrage ein. Normalerweise verbraucht das Kind etwa 80 Prozent der vorhandenen Milch, die restlichen 20 Prozent sind als Reservoir für Durststrecken gedacht. Wird die Brust komplett geleert, so ist das für den Körper ein Signal, die übliche Menge plus 20 Prozent Reserve zu produzieren. Während des Saugens oder Abpumpens wird schon neue Milch nachgebildet, die bei Bedarf innerhalb der nächsten Stunde zur Verfügung steht. Um die Milchproduktion anzuregen, ist es also sinnvoll, die Brust komplett zu leeren und nach ein bis zwei Stunden das Kind wieder anzulegen beziehungsweise die Milch abzupumpen.

Pflege der Brust

Entzündete Brustwarzen sind oft der Beginn vieler Probleme. Erstens sind sie schmerzhaft und können das Stillen verleiden, zweitens können durch Schrunden in den Brustwarzen Keime eindringen, die sich in der gestauten Milch vermehren. Es kommt dann zur Brustentzündung. Wird diese nicht rechtzeitig erkannt, so kann leicht eine eitrige Mastitis und ein Brustdrüsenabszess entstehen. Für ein Frühgeborenes ist die mit Keimen belastete Milch schädlich.

Die beste Vorbeugung ist rechtzeitiges Abhärten der empfindlichen Brustwarzen. Frauen, die normalerweise keinen BH tragen, haben erfahrungsgemäß weniger Probleme. Frühchenmütter hatten meistens keine Zeit, ihre Brust auf das Stillen vorzubereiten. Dennoch können auch sie noch einiges tun, um Probleme zu vermeiden.

Haben Sie die Möglichkeit, Ihr Kind von Anfang an zu stillen, so legen Sie es lieber öfter an als einmal besonders lange. Erfahrungsgemäß haben Frauen, die nach Bedarf stillen, nur halb so oft wunde Warzen wie Frauen, die nur fünfmal am Tag stillen. Müssen Sie Ihre Milch abpumpen, so stellen Sie die Milchpumpe in den ersten Tagen möglichst schwach ein. Die so gewonnene Milch wird zunächst ausreichen.

Wischen Sie Milch und Speichel nach dem Stillen oder Abpumpen nicht ab. Lassen Sie beides auf der Haut trocknen (ein Haarföhn kann dabei nützlich sein). Milch und Speichel wirken weich machend und sterilisierend. Benutzen Sie möglichst keine Seife. Sie trocknet die Haut aus und begünstigt die Bildung von Schrunden und Rhagaden. Lassen Sie so oft wie möglich frische Luft und Sonne an Ihre Brust. Tragen Sie keine beengende Kleidung. Einschneidende BH-Träger können die Alveolen so abdrücken, dass ein Milchstau entsteht. Ausführliche Informationen zu diesem Themenkreis finden Sie im »Stillbuch« von Hannah Lothrop.

Ernährung der Mutter

Eine Frau, die sich normalerweise ausgewogen ernährt, braucht ihre Essgewohnheiten während der Stillzeit nicht zu ändern. Ein ausgewogener Ernährungsplan kann zum Beispiel so aussehen:

¼ l Milch (3,5 %)
50 g Schnittkäse (45 %)
½ Ei (30 g)
40-50 g »sichtbare Fette« (Butter, Margarine, Öl usw.)
100 g mageres Fleisch oder Wurst
3 Scheiben Brot
50 g Getreideprodukte
Kartoffeln (3 Stück)
120 g Gemüse oder Salat
120 g frisches Obst
70 g Obstsaft
40 g Marmelade, Zucker oder Honig
50 g Kuchen

Dies ist ein Ernährungsvorschlag mit ca. 2.200 kcal täglich. Eine stillende Frau darf 300 bis 500 kcal mehr am Tag zu sich nehmen. Selbstverständlich kann der Vorschlag nach persönlichen Vorlieben variiert werden. So kann das Fleisch durch Fisch und die Milch durch Joghurt, Quark oder sonstige Milchprodukte ersetzt werden. Auch das Stück Kuchen ist kein »Muss«. Einige Frauen nehmen während der Schwangerschaft mehr zu, als sie für das Baby brauchen. Diese Fettreserven sind für die Stillzeit gedacht. Diese Frauen können auf die zusätzlichen Kalorien verzichten, dann verlieren sie schneller ihre überflüssigen Pfunde. Das gilt aber nur, wenn das überflüssige Gewicht durch Fettpolster entstanden ist. Bei Frauen, die eine Gestose hatten, ist die erhöhte Gewichtszunahme meist durch Wassereinlagerungen bedingt. Normalgewichtige Frauen brauchen diese zusätzlichen Kalorien, da sie sonst ihrem Körper Nährstoffe, Vitamine und Kalzium entziehen. Der erhöhte Kalziumbedarf während der Stillperiode kann schon durch ein einziges Glas Milch am Tag gedeckt werden.

Müdigkeit, Depressionen, leichte Erregbarkeit, Gewichtsverlust und auch eine Abnahme der Milchmenge können mit schlechter Ernährung zusammenhängen, besonders mit einem Mangel an Vitamin B. Die B-Vitamine fördern den Milchflussreflex, weil sie nervenstärkend wirken. Früher wurde den Frauen empfohlen, Dunkelbier zu trinken. Doch eigentlich geht es nur um die Vitamin-B-Nährhefe darin. Es ist allerdings sinnvoller, Nährhefe zum Kochen zu verwenden oder in Wasser aufgelöst einzunehmen, da dunkles Bier ausgesprochen kalorienreich ist.

Mütter von sehr kleinen Frühgeborenen sollten anfangs etwas vorsichtig mit blähenden Nahrungsmitteln wie Kohl, Hülsenfrüchten, Knoblauch, Zwiebeln und Zitrusfrüchten sein. Das Kind muss nicht in jedem Fall mit Blähungen darauf reagieren, aber ein aufgeblähter Bauch ist unangenehm für ein so kleines Baby, so dass etwas Vorsicht angebracht ist. Ist das Kind erst einmal etwas stabiler, kann die Mutter ausprobieren, ob es auch solche Nahrungsmittel verträgt.

Ansonsten kann auch die Mutter eines Frühchens alles essen, was ihr schmeckt. Zeigt das Kind irgendwelche Störungen, so ist immer noch Zeit genug, den Speiseplan etwas genauer zu durchforsten. Allergien werden am häufigsten durch Kuhmilch, Zitrusfrüchte, Hafer, Vitamine, Fluor, Soja, Schokolade und scharfe Gewürze hervorgerufen. Bekommt es Zusätze in die Muttermilch, so ist es bei allergischen Reaktionen ratsam, zunächst einmal auszuprobieren, ob diese Stoffe nicht die Ursache sind. Friederike hatte häufig einen so dicken, aufgeblähten Bauch, dass die Darmschlingen sichtbar wurden. Immer wieder wurde ich gefragt, was ich denn gegessen habe. Darüber hinaus machte man mir den Vorschlag, sämtliche Kuhmilchprodukte wegzulassen. Ich bat dann darum, zunächst einmal das Einfachste und Naheliegendste auszuprobieren, nämlich die Zusätze in meiner Milch wegzulassen. Danach hatte Friederike nie wieder so starke Blähungen.

Frauen, die sich vegetarisch ernähren, sollten besonders sorgfältig auf die Zusammensetzung ihrer Mahlzeiten achten. Pflanzliches Eiweiß besteht nur aus unvollständigen Aminosäuren und ist nur dann vom Körper voll verwertbar, wenn mehrere Nahrungsmittel mit sich ergänzenden Aminosäuren gleichzeitig gegessen werden. Wird dies nicht beachtet, kann es zu Vitamin-B12-Mangel bei Mutter und Kind führen. Folgen davon sind Anämie und permanente gesundheitsschädliche Folgen beim Kind. Im Zweifelsfall ist die Durchführung des Serum-B12-Tests zu empfehlen. Der Flüssigkeitsbedarf einer stillenden Frau liegt bei etwa 2,5 Liter pro Tag. Diese Menge erreicht sie auf jeden Fall, wenn sie zusätzlich bei jedem Stillen oder Abpumpen trinkt. Die angegebene Menge ist nur ein Richtwert. Weniger als ein Liter Flüssigkeit am Tag sollte es zwar nicht sein, aber etwas mehr schadet auch nicht. Dabei kann sie alles trinken, was sie mag. Auch Kaffee in vernünftigen Mengen schadet dem Kind nicht. Kinder, die häufig Apnoen haben, werden sogar mit Theophyllinpräparaten behandelt, die der Körper in Koffein umwandelt. Es besteht allerdings auch die Gefahr der Überdosierung. Die Kinder reagieren dann mit Unruhe und bekommen einen zu schnellen Pulsschlag. Auch ein Glas Sekt, Wein oder Bier schadet einem früh geborenen Kind nicht. Alkohol sollte die Mutter aber nur in geringen Mengen zu sich nehmen und auf hochprozentige Drinks wie Schnaps und Cognac besser ganz verzichten.

Gelten bei normalgewichtigen Kindern fünf Zigaretten täglich als relativ unbedenklich, so sollte sich die Mutter eines Frühgeborenen ernsthaft überlegen, was ihr wichtiger ist – Rauchen oder Stillen. Beides zusammen lässt sich nicht vereinbaren, zumal auch die Milchproduktion schon durch zehn Zigaretten täglich verringert wird. Normalgewichtige Kinder reagieren auf etwa 20 Zigaretten am Tag mit Unruhe, Erbrechen, Durchfall und Kreislaufstörungen. Sämtliche Organe eines früh geborenen Kindes sind unreifer und anfälliger für Störungen als bei voll ausgetragenen Kindern. Dies sollte sich eine Mutter genau überlegen, bevor sie ihrem Kind nikotinverseuchte Milch anbietet. Schafft sie es in ihrer schwierigen Situation nicht, auf das Rauchen zu verzichten, so sollte sie mit dem Arzt sprechen, ob unter diesen Voraussetzungen eine Ernährung mit Ersatzprodukten nicht besser für das Kind ist.

Bei der Einnahme von Medikamenten während der Stillperiode gelten im Prinzip dieselben Regeln wie während der Schwangerschaft:

- Möglichst wenig Medikamente.
- Vorsicht bei Mischpräparaten.
- Keine eigenmächtige Dosierung.
- Immer einen Arzt zu Rate ziehen.

Alle Medikamente gehen in mehr oder minder hoher Konzentration in die Muttermilch über. Manche Substanzen verträgt das Kind, andere sind schon in geringer Konzentration gefährlich. Selbst Acetylsalicylsäure (Aspirin) sollte nur mit Vorsicht eingenommen werden, da das Kind mit Verdauungsstörungen, einer Allergie oder Ausschlag reagieren kann. Benötigt die Mutter ein Schmerzmittel, zum Beispiel nach dem Kaiserschnitt, so sollte es Paracetamol (Ben-u-ron) sein, da dies bei kurzzeitiger Anwendung unschädlich ist. Grundsätzlich ist es ratsam, kein Medikament einzunehmen, das der Arzt nicht verordnet hat. Dies gilt auch für Medikamente, die die Frau aus gesundheitlichen Gründen regelmäßig einnehmen muss. Unter Umständen kann dieses Medikament für das Kind so schädlich sein, dass auf das Stillen verzichtet werden muss.

Probleme mit dem Abpumpen

Die meisten Frühchenmütter müssen vor einer befriedigenden Stillbeziehung erst einmal das richtige Abpumpen der Milch mit einer Milchpumpe erlernen. Rein technisch gesehen stellt das überhaupt keine Schwierigkeit dar – besonders mit Hilfe einer elektrischen Milchpumpe. Dennoch kenne ich keine Frau, die diese Zeit als unproblematisch empfunden hätte

Ich fühle mich wie eine EU-Kuh, die auf immer größere Milchleistungen getrimmt wird. Anfangs dachte ich immer, das musst du durchhalten. Maria braucht meine Milch so dringend. Aber jetzt, nach sechs Wochen, kann ich einfach nicht mehr. Jeden Tag sechsmal abpumpen – das wird noch nicht einmal einer Kuh zugemutet. Maria ist jetzt schon recht stabil. Ich glaube, ich werde aufhören. Meine Milch wird sowieso täglich weniger.

Stillen ist auch eine emotionale Tätigkeit und muss Spaß machen, wenn es gut klappen soll. Wohl keine Frau wird sich freudig an

die Milchpumpe setzen. Meistens ist es ein Akt reiner Pflichterfüllung. Die Zeit, bis ein Frühgeborenes in der Lage ist, sich aus der Brust zu ernähren, kann lange dauern – manchmal zu lange. Die Milch ist in der Zwischenzeit immer weniger geworden, und die Mutter hat schließlich entnervt aufgegeben. Keine Frau braucht sich deshalb Vorwürfe zu machen.
Doch jeder Tag, den ein Frühchen länger Muttermilch bekommt, trägt zu seinem Gedeihen bei. Und vielleicht steht am Ende doch die Belohnung – ein glückliches Baby, das gierig an der Brust saugt und schließlich gesättigt und zufrieden im Arm einschläft. Vielen Frauen ist es gelungen, dieses Bild Wirklichkeit werden zu lassen. Rückblickend sind sie heilfroh, durchgehalten zu haben.

Bruno ist jetzt ein gutes halbes Jahr alt, und seine Hauptnahrung ist immer noch Muttermilch ... Neben allen praktischen Vorzügen des Stillens ist diese wonnige Nähe ein großes Geschenk, das wir uns beide machen – etwas, das mich als Mutter irgendwie entschädigt für die Sorgen der ersten Zeit und die Tage der frühen Trennung.

Ein paar »goldene Regeln« können das Abpumpen erheblich erleichtern. Zunächst einmal ist es wichtig, sich davor zu entspannen. Schaffen Sie sich für diese Zeit Ruhe. Ein bequemer Sessel, Ihre Lieblingsmusik und etwas zu trinken können wahre Wunder bewirken. Wenn Sie entspannt sind, fließt die Milch noch mal so gut. Auch ein Gläschen Sekt, Wein oder Bier können hilfreich sein und schaden dem Baby bestimmt nicht. Probieren Sie aus, was Ihnen gut tut. Vielleicht fällt es Ihnen nach einem warmen Bad oder einer warmen Dusche leichter, die Milch abzupumpen. Oder Ihr Partner massiert Ihnen während des Pumpens sanft den Rücken.
Alles, was Ihnen diesen Vorgang »versüßt«, trägt zu einem besseren Milchfluss bei und hilft durchzuhalten. Drücken Sie vor jedem Abpumpen zunächst etwas Milch mit der Hand ab. Das

ist eine gute und sanfte Methode, den Milchflussreflex in Gang zu bringen. Damit die Milch leichter fließt, sollten Sie während des Pumpens die Brust leicht mit der Hand massieren.

Je häufiger abgepumpt wird, umso stabiler wird sich die Milchmenge einpendeln. In den meisten Büchern werden sechs- bis achtmal am Tag empfohlen, also ungefähr alle drei Stunden, Tag und Nacht. Ich denke, dass das kaum über einen längeren Zeitraum durchführbar ist. Ohne ausreichende Nachtruhe und mit einem Leben, das nur zwischen Kinderbesuchen und Milchpumpe besteht, wird jede Frau seelisch und körperlich bald auf dem Zahnfleisch gehen. Bei diesem Stress wird auch die Milch auf der Strecke bleiben.

Wenn Sie anfangs tagsüber alle drei Stunden abpumpen, vielleicht um sechs Uhr morgens beginnen und abends um zehn Uhr das letzte Mal, ist das ganz bestimmt ausreichend. Pumpen Sie nachts nur dann ab, wenn Sie merken, dass Ihre Brust spannt; dann müssen Sie es allerdings, da sonst leicht eine Mastitis entstehen kann. Ansonsten ist Ihr Schlaf heilig. Später, wenn sich die Milchmenge stabilisiert hat, reicht wahrscheinlich fünfmal am Tag. Merken Sie, dass Ihre Milchmenge zurückgeht, so können Sie sie wieder steigern, indem Sie zwei bis drei Tage lang häufiger abpumpen. Sollte die Milchsteigerung auf diese Weise nicht gelingen, so bleiben Sie vor allen Dingen gelassen. Ihr Kind wird schon nicht verhungern. Wenn die Klinik Ihre überschüssige Milch eingefroren hat, wird sicher genügend vorhanden sein, um ein paar Tage zu überbrücken. Ansonsten kann auf Zwiemilchernährung übergegangen werden.

Wahrscheinlich ist ein mangelhaft funktionierender Milchflussreflex die Ursache für Ihre Schwierigkeiten. Das heißt, dass zwar im Prinzip genügend Milch vorhanden ist, Sie aber nicht loslassen können. Versuchen Sie die Ursachen dafür herauszufinden. Vielleicht sind Sie zu angespannt. Vielleicht ist die Abneigung vor der Milchpumpe auch mittlerweile so stark, dass es deshalb nicht klappt. Hier kann es hilfreich sein, wenn Sie sich ein, zwei Tage Pause gönnen. Pumpen Sie nur dann ab, wenn Sie merken, dass es Ihnen Erleichterung verschafft. Obwohl das eigentlich eine Methode zum Abstillen ist und Sie danach noch weniger Milch haben werden, hilft Ihnen der »Abstand« von der Milchpumpe vielleicht, Ihre Situation zu klären. Sind Sie dann wieder so weit, mit ganzen Kräften zu wollen, wird es vielleicht besser gelingen. Sie müssen dann allerdings ganz von vorne beginnen, also möglichst alle zwei Stunden abpumpen, bis allmählich die benötigte Milchmenge erreicht wird.

Damit das Stillen klappt

Das Stillen von Frühgeborenen ist nicht ganz einfach. Meistens sind sie müde und haben noch nicht genügend Kraft, um sich eine komplette Mahlzeit an der Brust zu holen. Es kann schon sehr frustrierend sein, wenn die Waage nach einer halben Stunde gerade fünf Gramm anzeigt und das Kind anschließend nur sehr schlecht aus der Flasche trinken kann.

Meine Zwillinge können noch nicht zügig trinken. Nach 20 Minuten Stillen haben sie gerade 10 Gramm getrunken. Sie benötigen aber etwa 50 Gramm pro Mahlzeit. Für die restlichen 40 Gramm aus der Flasche dauert es noch mal fast eine halbe Stunde. Ich brauche also fast zwei Stunden, um beide Kinder satt zu kriegen. Anschließend muss ich meine restliche Milch abpumpen. Das dauert alles in allem auch eine halbe Stunde. Ich stille meine Kinder wirklich gern. Aber manchmal denke ich, wenn das noch lange so weitergeht, spiele ich nicht mehr mit.

Schon nach zwei Wochen konnten die Zwillinge dann doch voll gestillt werden. In diesem Fall ist alles gut gelaufen. Die Zwillinge haben schnell »gelernt«, und ihre Mutter hatte genügend Milch für beide Kinder. Die Zeit, bis ein Frühchen voll gestillt werden kann, ist immer mit Stress und Tiefpunkten verbunden. Das ist völlig normal. Alle äußeren Bedingungen sind stillfeindlich. Angefangen vom Hin- und Herpendeln zwischen Wohnung und Klinik über das zu schwache Saugen der Kinder bis hin zur mangelhaften Unterstützung durch das Klinikpersonal ist der Weg mit vielen Stolpersteinen gepflastert. Es gehört schon ein fester Wille und eine große Portion Glück dazu, diese Belastung durchzuhalten, bis die Kinder kräftig genug zum Trinken sind. Der Normalfall sieht leider anders aus.

Immerhin, trotz Kaiserschnitt in der 29. Woche war meine Milch spontan eingeschossen. Mit der Menge wären drei Frühchen satt geworden. Dann kamen die langen Wochen mit täglichen Fahrten in die Klinik. Und immer wieder die Milchpumpe. Bruno war noch zu klein zum Saugen. Von Schwestern und Ärzten kam auch keine Hilfe. So erfuhr ich erst in den letzten Tagen, dass auf der Station eine Milchpumpe ist. Das hätte mir so manchen Stress abgenommen. Als es dann endlich soweit war, war die Milch fast weg und er bekam überwiegend Ersatznahrung. Vor jedem Fläschchen stand zwar ein Versuch an der Brust, aber 10 Gramm machen das Kind nicht fett. Das Wiegen hätten wir uns sparen können. Dazu die Kommentare der Schwestern: »Sie dürfen das Kind nicht so lange saugen lassen, er kommt ja mit seinem Rhythmus ganz durcheinander« oder »Gestern hatte er viele Bradykardien. Sie haben ihn zu lange an der Brust gehabt.« Als er nach sieben Wochen nach Hause kam, war die Milch bis auf wenige Tropfen versiegt.

Es ist nicht verwunderlich, dass die meisten Frauen dabei aufgeben. Gute Nerven und vor allem erfahrene Beraterinnen sind eine wichtige Voraussetzung beim Stillen von Frühgeborenen. Ein Kind, dessen einziger Schwachpunkt sein Gewicht ist, wird relativ unproblematisch gestillt werden können. Es wird zunächst nicht kräftig genug saugen können, um die Milchproduktion anzuregen. Das lässt sich mit Rooming-in gut ausgleichen. Die

Mutter kann das Kind dann nach Bedarf anlegen. Das kann auch einmal in der Stunde sein. In den meisten Fällen bekommt das Kind auf diese Weise genügend Nahrung. Angebot und Nachfrage werden sich so bis zur Entlassung aus der Klinik eingespielt haben. Sollte das Kind doch noch zu schwach sein, so kann es vorübergehend zusätzliche Nahrung mit der Flasche erhalten, während die Mutter abpumpt. Da diese Phase meistens nicht sehr lang ist, lässt sie sich gut überbrücken.

Bei sehr kleinen Frühgeborenen besteht die große Gefahr, dass sie sich verschlucken (aspirieren). Atmen, saugen und schlucken zu koordinieren ist noch zu schwierig für sie. Gelangt Nahrung in die Luftröhre, so ist das für ein so kleines Kind äußerst gefährlich. Deshalb ist es sinnvoll, mit dem ersten Stillversuch lieber ein wenig zu warten, als dieses Risiko in Kauf zu nehmen. Ist diese Hürde aber endlich überwunden, kann es bei ihnen wie bei den von Anfang an kräftigeren Frühgeborenen weitergehen.

Oft fühlen sich die Frauen mit ihren Fragen und Problemen in der Klinik nur unzureichend betreut. Es fehlt an erfahrenen Schwestern und Ärztinnen. Ärzte mögen noch so große Befürworter des Stillens sein; sie bleiben doch Männer, die diesen Bereich nur theoretisch erfassen können. Eine gute Lösung ist es, sich schon während des Aufenthaltes in der Klinik an eine Stillgruppe zu wenden. Hier findet man immer Frauen, die aus eigener Erfahrung weiterhelfen können.

Das Stillen zu Hause

Hatte die Frau die Möglichkeit, Rooming-in zu praktizieren, so wird sie wahrscheinlich keine Probleme mit dem Stillen haben. Manche Frauen haben auch ohne Rooming-in genügend Milch, wenn das Baby nach Hause kommt. Dann wird sich der weitere Weg nicht von dem anderer Frauen mit einem Neun-Monats-

Baby unterscheiden. Anders sieht es aus, wenn die Milch in der langen Zeit auf der Strecke geblieben ist. Selbst dann ist es jedoch durchaus noch möglich, wieder voll zu stillen.

Nach sieben Wochen Frühchenstation waren wir endlich zu Hause vereint. Und wo ein Wille ist, ist auch ein Weg. Im Buch über das Stillen stand, dass sogar Müttern, die abgestillt hatten, die Milch wieder einschießen kann, und Bruno war ja nun da. Sooft anlegen wie möglich lautete der Ratschlag ... und es klappte. Zuerst schien mein Baby sogar plötzlich ohne Nahrung auskommen zu wollen, die 10 Gramm konnten es ja nicht sein. Aber das Hungergeschrei blieb aus. Aus Angst, das Kind könne doch verhungern, obwohl es nie vor Hunger schrie, gab ich sechsmal 50 bis 70 Gramm. Und dann nach drei Tagen ging es los. 15 Gramm, 25 Gramm, 40 Gramm, 55 Gramm Muttermilch. Dann hörte ich auf zu wiegen. Ab jetzt gab ich nur noch zwei Fläschchen, morgens und abends mit jeweils 70 Gramm zu meiner Beruhigung (die Schwestern in der Kinderklinik meinten, seine Mindestmenge müsse er damit schon haben). Nach einer Woche hörten wir ganz mit den Fläschchen auf.
Ganz allein hätte ich das wohl nie geschafft. Immer wieder überwältigten mich Angst, Unruhe und die Bereitschaft, doch noch ein Fläschchen zu machen. In der ganzen Zeit stand mir eine Freundin, die selbst Mutter von drei voll gestillten Kindern war, zur Seite. Sie wusste, die Milch kommt wieder, wenn ich will. Sie machte mir immer wieder Mut durchzuhalten. Und ein Neugeborenes muss schließlich auch manchmal ein paar Tage warten. Später habe ich manchmal auf Bruno gewartet, wenn meine Brust überlief und mein Bübchen selig schlief.

Haben Sie vor, Ihr Kind auch dann zu stillen, wenn Ihre Milch bereits zurückgegangen ist, so sollten Sie zu Hause schon vorher ein paar Dinge organisieren und sich innerlich auf eine starke seelische Belastung einstellen. Zunächst ist es wichtig, dass Sie und Ihr Partner sich einig sind. Debatten darüber, ob das nun alles richtig ist oder ob man nicht doch lieber aufgeben solle, können Sie sich in dieser Zeit nicht leisten. Ihre Angst und Unsicherheit wird auch so schon groß genug sein. Sie brauchen einen Menschen an Ihrer Seite, der Sie bei Ihrem Vorhaben emotional unterstützt. Im Idealfall finden Sie eine Frau, die schon einmal erfolgreich ihre Milchproduktion wieder in Gang gebracht hat und die Sie dann bei Fragen anrufen können.

Machen Sie möglichst zusammen mit dem Kinderarzt einen Plan. Die Mindestmenge, die Ihr Kind auch während der Umstellung benötigt, lässt sich nach dem Gewicht des Babys errechnen. Diese Menge reduzieren Sie dann täglich, bis Sie nach etwa acht Tagen die Flaschenrationen ganz einstellen. Nach jedem Fläschchen legen Sie Ihr Kind bei dem kleinsten Unmutslaut an die Brust und lassen es saugen. Das heißt, Sie müssen ungefähr eine Woche lang Ihr Kind vielleicht Tag und Nacht an der Brust halten.

Sie brauchen Ruhe. Hausarbeit und die Versorgung weiterer Kinder sollten Sie so weit wie möglich anderen überlassen. Schön wäre es, wenn Sie sich ein paar Tage mit dem Baby ins Bett oder auf die Couch legen könnten und dabei liebevoll betreut werden. Ein bisschen Schlaraffenland spielen und die lang ersehnte Nähe mit Ihrem Baby einfach nur genießen, so richtig frei von allen Verpflichtungen. Bei Ruhe, guter Ernährung und ausreichend Flüssigkeit lässt sich die Milchmenge leichter steigern.

Schaffen Sie sich eine Waage an. Wiegen gilt zwar allgemein als Stillhindernis, doch das Baby darf auch nicht zu viel abnehmen. Ein Frühgeborenes hat kaum Reservespeck. Wiegen Sie Ihr Kind nicht nach jeder Mahlzeit, sondern nur einmal am Tag. Hat es sein Gewicht gehalten, so brauchen Sie sich überhaupt keine Sorgen machen. Hat es abgenommen, sollten Sie sich mit dem Kinderarzt in Verbindung setzen und mit ihm besprechen, wie Sie weiter verfahren. Eine geringe Gewichtsabnahme ist in den meisten Fällen nicht problematisch. Solange ein Kind fünf bis sechs nasse Windeln am Tag hat, kann es nicht verhungern. Aber suchen Sie sich zur Vorsicht am besten schon vorher einen in solchen Fragen erfahrenen Kinderarzt.

In den meisten Fällen wird diese Methode zum Erfolg führen. Hat es aber trotz allen Bemühungen nicht geklappt, oder haben Sie einfach nur völlig entnervt aufgegeben, so ist das kein Beinbruch. Bei seiner Entlassung ist ein Frühgeborenes stabil genug, um auch Flaschennahrung gut zu vertragen. Die heutigen Ersatznahrungen sind so gut, dass Kinder auch damit hervorragend gedeihen. Nähe und Hautkontakt lassen sich auf andere Weise vermitteln. Es spricht wirklich nichts dagegen, auch nicht gestillte Kinder an der Brust zu tragen.

Etwa fünf Monate lang wird Muttermilch den ganzen Bedarf des Kindes decken. Danach sollte es langsam zusätzliche Nahrung erhalten. In der Ernährung gibt es dann keinen Unterschied mehr zu anderen Säuglingen.

Ernährung mit der Flasche

Kann die Mutter, aus welchen Gründen auch immer, nicht stillen, oder hat sie sich bewusst gegen das Stillen entschieden, so sollte sie auf keinen Fall ein schlechtes Gewissen plagen. So wichtig es auch ist, dass das Stillen als die natürlichste Form der Säuglingsernährung wieder einen hohen Stellenwert erhält, so unsinnig ist es, daraus einen Zwang abzuleiten nach dem Motto: »Nur eine stillende Mutter ist eine gute Mutter«. Zu allen Zeiten gab es Frauen, die ihre Probleme damit hatten. Heute ist die Qualität der Ersatznahrungen so gut, dass diese Mütter sich wenigstens keine Sorgen mehr um das gute Gedeihen ihrer Kinder machen müssen. Ein liebevoll angebotenes Fläschchen kann für den Säugling befriedigender sein als eine verkrampfte Mutter beim Stillen. Bei der Ernährung mit dem Fläschchen ist es ebenso wichtig wie beim Stillen, das Kind nach Bedarf zu füttern. Anfangs wird Ihr

Baby öfter hungrig sein und nur geringe Mengen trinken, später wird es einen bestimmten Rhythmus entwickeln, genau wie ein gestilltes Baby. Die meisten gewöhnen sich mit der Zeit an einen Vier-Stunden-Rhythmus. Achten Sie darauf, immer mehr Nahrung in der Flasche zu haben, als das Kind gewöhnlich trinkt. Trinkt es dann auch die Reserve, so ist es Zeit, mehr Nahrung zuzubereiten. Meistens wird es bei höherem Nahrungsbedarf zunächst Zwischenmahlzeiten einlegen, so dass es aus dem Rhythmus kommt. Nach ein paar Tagen pendelt sich das dann meistens wieder ein, und das Kind verteilt die benötigte Menge auf seine übliche Fläschchenanzahl.

Ein kleiner Säugling braucht mindestens sechs Fläschchen am Tag. Müsste er seine Nahrungsmenge auf fünf Mahlzeiten verteilen, wäre sein kleiner Magen einfach überfordert. Außerdem braucht das Kind seine Nachtmahlzeit, um die Temperatur zu halten. Bei nur fünf Mahlzeiten am Tag hungert ein Kind, nimmt langsamer zu und ist meist unterernährt. Erst im Alter von drei, vier Monaten (ausgehend von seinem errechneten Geburtstermin) kommt es auch mit fünf Fläschchen aus. Das wird es aber von sich aus ankündigen. Schläft das Kind allerdings, so braucht es nicht geweckt zu werden, nur weil ihm sein sechstes Fläschchen fehlt. Nimmt das Kind dennoch gut zu, so besteht keine Veranlassung, es zum sechsten Fläschchen zu überreden. Ein gesundes Kind und auch ein kleines Frühchen wird nicht verhungern, wenn es auf Verlangen genügend Nahrung angeboten bekommt.

Bei unserem ersten Jungen lebte ich in der absoluten Panik, er könne verhungern. Jeden Tag schrieb ich auf, wie viel er getrunken hatte, versuchte nachzurechnen, wie viel er durch spucken wohl wieder verloren hatte, und gegen Abend rechnete ich herum, ob er es nun zeitlich noch schaffen würde, seine täglich vorgesehene Menge zu trinken. Wenn ich zu dem Ergebnis kam, dass er das bei seinem üblichen Rhythmus nicht mehr schafft, dann habe ich ihn schweren

Herzens geweckt. Christian mochte dann zwar meistens nicht so recht trinken – er war viel zu müde und wahrscheinlich auch satt –, aber irgendwie glaubte ich, mich bei einem so kleinen Kind so verhalten zu müssen. Glücklicherweise bremste mein Partner mich in meinem »Ehrgeiz« ein wenig. Nachdem ich immer wieder den Satz im Kopf wiederholte: »An einem gedeckten Tisch verhungert niemand«, entwickelte ich allmählich Vertrauen in den Überlebenswillen meines Sohnes und hörte nach etwa vier Wochen auf, nachzurechnen und täglich zu wiegen. Christian ist heute drei Jahre alt und hatte nie Probleme mit Unterernährung.
Bei unserer Tochter habe ich von Anfang an nichts aufgeschrieben und auch nicht täglich gewogen. Diesen Stress wollte ich uns nicht ein zweites Mal antun. Natürlich hatte ich auch bei Lisa Momente, wo ich kurz davor stand, sie zu wecken, besonders als sie mit drei Monaten durchschlief und kein sechstes Fläschchen mehr verlangte. Als uns dann auch noch der Kinderarzt sagte, dass sie zu klein sei, um bereits mit fünf Fläschchen auszukommen, habe ich sie dann doch abends geweckt. Das haben wir jedoch nach drei Tagen wieder aufgegeben, da sie allenfalls 20 Gramm trank und sofort wieder einschlief. Mit sieben Monaten hatte sie auch ohne »Zwangsernährung« das durchschnittliche Gewicht eines Neun-Monats-Babys erreicht.

Die Fläschchen sollten möglichst vor jeder Mahlzeit frisch zubereitet werden. Das ist zwar ein wenig zeitraubend und aufwendig, bietet aber guten Schutz vor Magen-Darm-Erkrankungen. Aus diesem Grund müssen die Fläschchen auch sterilisiert sein. Durchfall und Erbrechen dürfen bei so kleinen Babys nicht unterschätzt werden. Den Kindern kann es sehr rasch so schlecht gehen, dass sie unter Umständen stationär behandelt werden müssen. Reste dürfen nicht gefüttert werden. Sie gehören in den Ausguss. Um wenigstens nachts nicht allzu viel Zeit mit der Zubereitung eines Fläschchens verbringen zu müssen, können Sie abends abgekochtes Wasser in einer sterilisierten Thermosflasche aufheben. All diese Vorsichtsmaßnahmen sollten so lange beibehalten werden, bis das Kind auf dem Boden spielt und sowieso alles in den Mund steckt.

Am einfachsten ist es, wenn Sie Fertignahrungen verwenden. Für welche Marke Sie sich entscheiden, ist völlig egal. Hauptsache, es ist adaptierte Milch. Sie ist der Muttermilch weitestgehend angeglichen und kann nach Bedarf gefüttert werden, ohne Angst vor Überfütterung haben zu müssen. In den ersten vier bis fünf Monaten reicht diese Milch aus. Erst danach braucht das Kind zusätzlich feste Nahrung. Geben Sie ihm auf keinen Fall Schmelzflocken oder mit Mehl angedickte Nahrung. Viele Kinder müssen mit Nähr-Mehl-Schäden in die Klinik eingeliefert werden. Immer mehr Frauen wollen ihr Kind aber nicht mit Fertigmilch ernähren, was auch bei einem extrem kleinen Baby gut möglich ist. Dazu Dr. Madeleyn vom Gemeinschaftskrankenhaus in Herdecke:

Selbst zubereitete Kuhmilchnahrungen schmecken besser als Pulvermilchnahrungen, sind in ihrer Zusammensetzung natürlicher und überschaubarer als Industrieprodukte, die eine Fülle an Zusatzstoffen wie Vitamin- und Mineralstoffgemische enthalten, und werden vom kleinen Säugling bei gewissenhafter Zubereitung und richtiger Zusammensetzung gut vertragen. Die Nahrung kann für jeweils 24 Stunden zubereitet werden, wenn sie anschließend rasch gekühlt und verschlossen aufbewahrt wird.

Ein Merkblatt »Beratung zur Säuglingsernährung« kann in der Kinderambulanz des Gemeinschaftskrankenhauses in Herdecke angefordert werden. Es enthält nähere Informationen und Rezepte für die anschließende Ernährung. Umfassende und gute Informationen zu selbst zubereiteter Kindernahrung finden Sie auch in dem Buch »Geburt und Kindheit« von Dr. med. Wilhelm zur Linden.

6
Das Baby zu Hause

Anfangsschwierigkeiten

Endlich ist es so weit, der lang ersehnte Augenblick ist da: Das Baby darf nach Hause kommen. Es hat inzwischen einiges gelernt. Es kann selbständig atmen, trinken, und auch sein Gewicht ist gestiegen. Im günstigsten Fall konnten sich Eltern und Kind schon etwas kennen lernen und haben bereits die ersten Familienbande geknüpft. Aber wie auch immer sich die lange Wartezeit gestaltete – alle Eltern haben ein wenig Angst vor dem Leben mit diesem Winzling. Tausend Fragen tauchen auf: »Wird es genügend trinken?« – »Wie wird es sich entwickeln?« – »Müssen wir besondere Dinge beachten?« und so weiter.

Der Tag, als unsere Nina nach Hause kam, war fast wie eine zweite Geburt. Die Großeltern und enge Freunde kamen zum Kaffeetrinken, der Tisch war ganz in Rosa gedeckt, Ninas Wiege stand in der Nähe des Tisches. Alle bewunderten sie, und wir feierten Ninas Einzug in unser Leben. So ähnlich hatte ich mir immer die Begrüßung unseres Kindes auf dieser Welt vorgestellt. Auch Nina schien das zu gefallen. Sie war viel wacher und interessierter als in der Klinik. Als sich alle am späten Nachmittag verabschiedeten, hatten wir noch Zeit zu ungestörter Dreisamkeit vor der ersten aufregenden Nacht. Wir hatten ziemliche Horrorvorstellungen. Was würde sein, wenn sie schreien würde und sich nicht beruhigen ließe? Kein Mensch wäre nachts zu erreichen und die Klinik war eine Stunde entfernt. Ich glaubte, in dieser Nacht kein Auge zumachen zu können. Die Wiege stand neben unserem Ehebett und in der ersten Zeit schaute ich bei jedem Geräusch nach ihr. Aber sie schlief so friedlich, dass auch ich bald beruhigt einschlief. Als sie sich dann meldete, bekam sie ihr Fläschchen, und wir schliefen alle ruhig bis zum nächsten Morgen weiter. Wie dankbar wir ihr für diese erste Nacht waren, kann sich kaum einer vorstellen.

Aber es kann auch ganz anders aussehen:

Als Frederik nach Hause kam, hing meine Frau ziemlich durch, sie brauchte dringend Erholung. Ich nahm mir Urlaub, um die Versorgung in der ersten Zeit übernehmen zu können. Frederik war ein recht unruhiges Kind, die Zeit im Brutkasten schien nicht spurlos an ihm vorübergegangen zu sein. Jede Nacht kam er mindestens dreimal. Besonders geduldig war er auch nicht. Wenn nicht beim ersten Mucks die Nahrung fertig war, brüllte er, bis er das Fläschchen im Mund hatte. Tagsüber und nachts, alle drei Stunden war es so weit. Ich ging auf dem Zahnfleisch. Warum hatten wir uns auch bloß ein Kind angeschafft! Zwei Uhr morgens: Frederik gibt den schon bekannten Laut von sich. Im Halbschlaf stürze ich aus dem Bett und stelle Wasser für die Flasche an. Frederik brüllt bereits. Ich hole ihn aus seinem Bettchen und wickle ihn. Frederik brüllt, der Wasserkessel pfeift, meine Frau fragt erneut, warum das Kind so viel weinen muss, und bei mir taucht allmählich Panik auf. Mit dem brüllenden Kind auf dem Arm rase ich in die Küche. Warum braucht das Wasser nur so verdammt lange zum Abkühlen? Ich habe mir den Finger verbrannt – Frederik brüllt. Endlich, die Flasche ist fertig, wir sitzen auf dem Sofa. Noch ein paar Schluchzer, dann saugt er ruhig und begierig seine Milch. Große, blaue Babyaugen schauen mich vertrauensvoll an. Ich spüre, wie sein Körper sich allmählich ganz entspannt, seine kleinen geballten Fäustchen helfen, die Flasche zu halten. Meine Panik verschwindet, alles ist ruhig und friedlich. Irgendwie fühle ich mich allen Menschen wie verschwistert. Ein so leises Gefühl von Zärtlichkeit. Mein Sohn liegt in meinem Arm. Allmählich schläft er ein. Wir sitzen noch eine Weile so, bis die Uhr schlägt. Liebe kommt nachts um drei.

Viele Anfangsschwierigkeiten liegen in der langen Trennung begründet. Hinzu kommt, dass das Baby bereits seine eigene, von den Eltern losgelöste Geschichte hat. Die ersten Erfahrungen auf der Welt waren nicht durch die Eltern bestimmt, sondern durch andere Menschen und Maschinen. Einigen Babys sind diese Erfahrungen noch anzumerken. Sie sind unruhig und brauchen besonders viel Aufmerksamkeit, bis sie sich in das Familienleben einfinden können. Andere Babys scheinen diese Zeit spurlos hinter sich gelassen zu haben, sie sind von Anfang an »pflegeleicht«. Wie bei allen anderen Kindern machen sich auch bei den Frühchen Temperamentsunterschiede deutlich bemerkbar, und die Eltern werden Zeit benötigen, sich in das Kind hineinzuversetzen, zumal ihre Hinwendung auch mit Angst und Unsicherheit verbunden ist.

Beim Entlassungsgespräch in der Klinik bekommen alle Eltern gesagt, dass sie nun ein völlig normales Baby haben und es auch so behandeln sollen und können. Ich denke, dass das einerseits sicher richtig ist, andererseits aber eben doch nicht. Es ist bestimmt nicht nötig, übervorsichtig zu sein. Auch ein Frühchen kann gut mit einem Schnupfen oder anderen Unpässlichkeiten fertig werden. Aber einige Besonderheiten ergeben sich durch den ungewöhnlichen Start ins Leben eben doch.

Bei Erwachsenen, die einer so großen körperlichen Belastung ausgesetzt gewesen wären, würde jeder Arzt eine Zeit der besonderen Schonung, wenn nicht gar eine Kur empfehlen. Säuglinge sind körperlich und seelisch wesentlich empfindsamer als Erwachsene. Das gilt besonders für extrem kleine Babys. Besondere Belastungen sollten ihnen für eine gewisse Zeit erspart werden. Ist eine Operation nicht unbedingt erforderlich, so sollte sie so lange wie möglich hinausgeschoben werden. Ebenso sollte bei Impfungen gemeinsam mit dem Arzt überlegt werden, ob sie vielleicht nicht besser zu einem späteren Zeitpunkt durchgeführt werden können.

Auch eine Urlaubsreise bedeutet für ein kleines Baby nicht gerade Erholung. Weite Reisen, Klimawechsel und eine fremde Umgebung sind für Babys mit Stress verbunden. Wie gesagt, Frühchen sind durchaus schon recht zäh. Sie müssen und sollen nicht unter einer »Käseglocke« aufwachsen, aber ein wenig Schonzeit wird ihnen helfen, Kräfte zu sammeln und ihren Nachteil schnell aufzuholen.

Anregung und Überforderung

Für Frühcheneltern ist es nicht leicht, immer die richtige Mischung zu finden. Zum einen braucht das Kind Stimulation und Zuwendung, zum anderen ist es sehr schnell überbelastet. Früh geborene Kinder sind häufig schwer anzuregen und leicht zu überfordern. Damit beginnt allzu oft ein Teufelskreis. Die Eltern versuchen mit allen möglichen Dingen, die Aufmerksamkeit des Kindes zu erreichen, das Kind schützt sich in zunehmendem Maße gegen zu viele Reize und schaltet ab. Noch in der Mitte des ersten Lebensjahres beschreiben Eltern ihre Kinder als schwieriger hinsichtlich Stimmung, Anpassungsfähigkeit, Ausdauer und Ablenkbarkeit im Vergleich zu normal geborenen Kindern. Das heißt, Eltern müssen einen Weg finden, ihre Anregungen auf das jeweilige Verarbeitungsvermögen und die Aufnahmebereitschaft ihres Kindes einzustellen. Studien zeigen, dass dies gegen Ende des ersten Lebensjahres immer besser gelingt.
Nehmen Sie sich zunächst sehr viel Zeit für Ihr Kind. Machen Sie jede Verrichtung sehr langsam, mit viel Ruhe, und beobachten Sie genau, wie das Baby reagiert. Wenn das Kind schneller und unregelmäßiger atmet, seine Gesichts- und Hautfarbe sich verändert, es grimassiert, sich überstreckt, aufstößt, gähnt, wegschaut, quengelt oder schreit, ist es meist überfordert. Es braucht

eine Pause und Ruhe zur Erholung, bevor es zu weiteren Aktivitäten bereit ist. Überstimulierte Kinder sind auf Dauer leichter irritierbar und geraten vollends aus dem Gleichgewicht. Ein paar Verhaltensweisen helfen, dies zu vermeiden.

Heben Sie das Kind in den ersten Wochen immer ganz langsam und behutsam aus dem Bettchen. Lassen Sie ihm Zeit, sich auf die Veränderung seiner Lage einzustellen. Machen Sie Pausen zwischen verschiedenen Tätigkeiten. Nach dem Baden und Wickeln wird es wahrscheinlich zu müde zum Essen oder Spielen sein. Führen Sie auch beim Wickeln jede Bewegung des Kindes langsam aus. Zunächst braucht das Kind noch Zeit, um Bewegungen und Veränderungen nachvollziehen zu können. Legen Sie Ihr Kind für höchstens eine halbe Stunde in eine Wippe, damit es die Aktivitäten im Raum beobachten und Ihnen nah sein kann. Meistens sind Kinder erst im Alter von vier Monaten bereit, in einer Wippe zu liegen und am Leben der anderen Familienmitglieder teilzunehmen. Säuglinge, besonders sehr kleine, erschrecken schnell. Versuchen Sie, plötzlich auftretende laute Geräusche wie Telefonklingeln oder Türenschlagen von Ihrem Kind fern zu halten. Ein Übermaß an Stimulation nimmt ihm viel von der Energie, die es für Wachstum und Reifung braucht. Aber immer dann, wenn Ihr Kind wach ist, lächelt, erzählt oder Sie einfach ruhig anschaut, ist es bereit, mit Ihnen Kontakt aufzunehmen und seine Umgebung kennen zu lernen. Dann wird es gerne und aufmerksam dem Klang Ihrer Stimme lauschen, die Dinge betrachten, die Sie ihm zeigen. Ist das Kind selbst noch nicht in der Lage, die Interaktion zu eröffnen, sprechen und lächeln Sie es an und warten dann zunächst ab, ob es Sie weiterhin anschaut und mit einem Laut oder Lächeln zu reagieren versucht. Hält das Kind den Blickkontakt, dann sprechen Sie weiter zu ihm. Denken Sie daran, dass Kommunikation ein Spiel ist, zu dem jeder etwas beiträgt. Also bombardieren Sie Ihr Kind nicht mit Worten, sondern warten Sie immer wieder ab, damit Ihr Kind die Chance bekommt, Ihnen zu antworten. Betrachtet es ein Spielzeug oder einen anderen Gegenstand, so stören Sie es dabei nicht, und lenken Sie es durch nichts anderes ab. Das Kind braucht zunächst viel Zeit bei allem, was es tut. Schauen Sie auf seine Signale und folgen Sie seiner Führung, dann werden Sie es sicher nicht überfordern und ihm gleichzeitig die besten Anregungen geben.

Schreien und Beruhigen

Einige Babys schreien und quengeln in den ersten Wochen recht häufig. Sie geraten leicht aus dem Gleichgewicht und reagieren auf Umgebungsreize schnell irritiert. Noch haben sie keine stabile Kontrolle über die inneren Funktionen wie Atmung und Erregung. Oft verbrauchen schon das Aufrechterhalten von Körperfunktionen, die Nahrungsaufnahme und die Pflegemaßnahmen unendlich viel Kraft und Energie. Hinzu kommt noch, dass der Umzug nach Hause für sie eine völlig neue Umgebung bedeutet. Nichts ist vertraut – der Schlafplatz nicht, die Geräuschkulisse nicht, die Lichtverhältnisse nicht und auch der Lebensrhythmus ist ganz anders als in der Klinik. Wenn dann zusätzlich auch nur eine Kleinigkeit nicht stimmt, ist das Maß voll – die Kleinen quengeln und schreien. Meistens dauert die Phase nicht besonders lang, und diese für Eltern und Kinder gleichermaßen schwierige Zeit ist bald vergessen.

Gibt es keine erkennbaren Gründe wie Hunger, Frieren oder eine Erkrankung, können wir nur immer wieder versuchen, das Kind zu trösten und zu beruhigen. Vielleicht drückt das Bäuchlein, dann hilft bestimmt eine sanfte Massage, ein leises Wiegenlied und schaukeln. Am besten legen Sie das Kind in diesen Fällen auf Ihren Unterarm, so dass Ihre Hand auf seinem

Bäuchlein liegt. Die Wärme und der sanfte Druck werden ihm gut tun. Ist das Kind übermüdet, war alles ein bisschen viel, ist es sicher dankbar für einen ruhigen und abgedunkelten Raum. Wickeln Sie das Kind in ein Tuch, so dass es Begrenzungen spürt, und tragen und wiegen Sie es, bis es sich beruhigt hat. Ein kleines, immer wiederholtes Schlaflied hat zusätzlich beruhigende Wirkung. Ist es dann ruhig, können Sie es ins Bett legen, damit es sich ausschläft und wieder zu Kräften kommt.

Manchmal hilft es auch, das Kind gleich hinzulegen und leicht unter den Popo zu klopfen, so dass es ein wenig geschaukelt wird. Aber vielleicht mag Ihr Kind es ja auch am liebsten, wenn es zart auf den Rücken geklopft oder gewiegt wird. Wie sich ein Kind am besten beruhigt, lässt sich nur durch Ausprobieren herausfinden. Und manchmal kommt es auch vor, dass gar nichts hilft, dass es sich durch Berührungen einfach nicht beruhigen lässt und kuscheln und schmusen eher ablehnt.

Unser Maximilian war in der ersten Zeit ein solches Kind. Jedes Mal packte mich panische Angst und ich dachte, er sei krank. Natürlich kam dies immer nachts vor. Tragen, schaukeln, singen, mit ins Elternbett nehmen und auf die Brust legen, nichts hat geholfen. Ich weiß nicht mehr, wie oft wir das Kind ins Auto packten, um in die nächste Klinik zu fahren. Aber ich erinnere mich, dass ich jedes Mal mit einem ruhig schlafenden Säugling in der Klinik ankam. Nachdem mir die Ärzte dort einige Male erklärten, dass das Kind völlig gesund sei, habe ich mich gleich wieder zurück auf den Heimweg begeben, wenn er im Auto eingeschlafen war. Irgendwann war ich dann so weit, dass ich es auch gar nicht mehr ins Auto packte. In den ersten Monaten gab es viele Nächte, in denen wir damit beschäftigt waren, das Baby zu beruhigen. Oft stundenlang. Gott sei Dank habe ich eine große Familie und alle waren bereit, sich zwischendurch um Maximilian zu kümmern, so dass ich dann manchmal tagsüber den verlorenen Schlaf nachholen konnte. Ohne jede Hilfe wäre ich bestimmt vor Erschöpfung umgefallen. Aber auch diese Zeit ging vorüber.

Langsam und vorsichtig, aber hartnäckig haben wir versucht ihm Körperkontakt »schmackhaft« zu machen. Immer, wenn es ihm gut ging, haben wir mit ihm besonders viel geschmust, ihn beim Wickeln und Baden zärtlich gestreichelt und massiert. Wir haben darauf geachtet, niemals seine Toleranzschwelle zu überschreiten, immer sofort aufgehört, wenn er Zeichen des Unbehagens äußerte. Wir haben ihn so oft wie möglich auf dem Arm gehalten, aber auch immer sofort akzeptiert, wenn es ihm zu viel wurde, und ihn dann ins Bett gelegt. Ganz langsam verlängerten sich die Zeiten, in denen er Schmusen und Streicheln tolerierte. Mit etwa einem halben Jahr ließ er sich dann endlich auch durch Körperkontakt beruhigen. Das Kind kam immer besser mit dem Leben zurecht, und ich kam immer besser mit dem Kind zurecht.

Schlafverhalten

Physiologische Reifeverzögerungen und die speziellen Rahmenbedingungen in einer Klinik erschweren die Entwicklung eines stabilen Schlaf-Wach-Rhythmus. Zunächst einmal haben früh geborene Babys längere Gesamtschlafzeiten, allerdings häufiger von kurzen Wachphasen unterbrochen als bei normalgewichtigen Babys. Aber keine Sorge, auch dies pendelt sich mit der Zeit ein. Nachuntersuchungen haben gezeigt, dass sich Kinder im korrigierten Alter von sieben Monaten in ihrer Gesamtschlafzeit und dem Anteil des Nachtschlafs nicht mehr von reif geborenen Babys unterschieden.

Häufig greifen Eltern aus Sorge um ihr Kind in diese Entwicklung ein und verzögern die Ausbildung eines stabilen Rhythmus. Nicht jedes kleine Geräusch bedeutet, dass das Kind Hunger hat oder es sich nicht wohl fühlt. Vertrauen Sie Ihrem Kind. Es wird sich deutlich melden, sobald es etwas von Ihnen braucht. Wenn Sie es bei jedem Geräusch aus dem Bett nehmen, stören Sie nur seinen gesunden Schlaf. Alle Babys geben Laute und manchmal sogar kurze Schreie im Schlaf von sich. Wecken Sie Ihr Kind auch nicht zum Füttern. Ein müdes Baby trinkt sowieso nicht gut.

Das Bettchen

Alle Babys fühlen sich in einem großen Bett ziemlich verloren, da sie keine Begrenzungen finden. Nach der kuscheligen Enge im Bauch wirkt das wohl ziemlich beängstigend auf sie. Das gilt besonders für ein zartes, vielleicht noch etwas unterentwickeltes Baby. Eine Wiege oder ein Stubenwagen mit einem Himmel, der das grelle Tageslicht leicht rosa färbt und auch vor Luftzug schützt, ist ganz bestimmt kein kitschiger Unsinn, sondern bietet eine behagliche Schlafstätte für das Kind. Dabei braucht die Wiege durchaus keine Luxusausführung zu sein. Sie lässt sich auch von weniger geschickten Heimwerkern leicht selber bauen. Auch ein Wäschekorb aus Weidengeflecht kann umfunktioniert werden. Kreative Geister werden hier sicher noch auf viele Ideen kommen.
Wenn das Bettchen dann noch mit einem Schaffell ausgestattet wird, liegt der Winzling hier auch mollig warm. Außerdem gibt es Untersuchungen, die nachweisen, dass Babys, die auf einem Schaffell gebettet werden, besser gedeihen. Bauen Sie dem Kind mit Rollen oder Kissen ein Nestchen im Bett, so dass es Begrenzungen findet und sich wohl fühlt. Dies hilft auch bei den so

genannten Neugeborenenzuckungen. Säuglinge zucken manchmal im Schlaf zusammen, strecken dann ihre Ärmchen und werden davon oft wach und schreien. Wird das Kind durch eine Begrenzung am ruckartigen Strecken der Ärmchen gehindert, wacht es meistens noch nicht einmal auf.

Die Unterbringung im Elternschlafzimmer

In den ersten Monaten braucht das Kind noch kein eigenes Zimmer. Am besten ist es im Schlafzimmer der Eltern aufgehoben. Steht das Bettchen direkt neben dem Ehebett, so braucht die Mutter nur die Hand auszustrecken, wenn das Kind unruhig wird. Das Kind beruhigt sich dann meistens recht schnell, und die Nachtruhe der Eltern wird nicht über Gebühr strapaziert. Die meisten Menschen, die mit einem Baby im Zimmer schlafen, verfügen schnell über den so genannten Ammenschlaf. Das heißt, sie werden automatisch wach, wenn irgendetwas nicht in Ordnung ist. Diese Gewissheit, auch im Schlaf alles »mitzubekommen«, wird die Nachtruhe erholsamer gestalten, als der Versuch, auch nachts immer mit einem Ohr im Kinderzimmer zu sein oder ein paar Mal aufzustehen, um nach dem Kind zu sehen. Wahrscheinlich wird es im zweiten Lebenshalbjahr (manchmal auch schon eher) signalisieren, dass es groß genug ist für ein richtiges Kinderbett im eigenen Zimmer. Und die Eltern können es dann mit einem guten, sicheren Gefühl ein Stückchen von sich weggeben.

Der Schlafplatz darf ruhig kühl sein. Auch kleine Babys können in frischer kühler Luft besser schlafen. Sind sie warm eingepackt, werden sie sich nicht erkälten. Die ideale Schlafzimmertemperatur beträgt etwa 18 Grad. Ein Kinderarzt berichtete mir von einem Baby, das sehr viel schrie und kaum einmal eine längere Zeit schlief. Die Eltern waren schon völlig mit den Nerven am

Ende, als sie in die Praxis kamen. Des Rätsels Lösung war ein überheiztes Schlafzimmer. Als die Heizung abgestellt war, schlief das Kind sofort die ganze Nacht durch.

Frieren – ein Problem vieler Frühchen

Für früh geborene Babys bleibt die Temperatur längere Zeit ein wichtiger Faktor. Sie kühlen leichter aus, da sie keine wärmende Fettschicht haben. Die Wärmeregulation ist bei allen Säuglingen sehr störanfällig – besonders bei einem Frühchen. Eltern können sehr leicht feststellen, ob es ihrem Baby zu kalt ist, da das Kind dann eine marmorierte Haut hat. Auch sollten Hände und Füße im Bett stets mollig warm sein. Dagegen dürfen sich Wangen und Händchen im Freien kühl anfühlen. Das ist auch bei einem warm angezogenen Säugling normal. Bei der Wahl der Kleidung sollten Eltern dies berücksichtigen. Friert ihr Kind leicht, so können ein schafwollenes Hemdchen mit langen Ärmeln und ein dünnes Mützchen wahre Wunder bewirken. Ungebleichte Schafwolle hat die Eigenschaft, dass sie bis zu 30 Prozent ihres Eigengewichtes an Feuchtigkeit aufnehmen kann, ohne sich feucht anzufühlen. Wegen der guten Isolierung kann die Feuchtigkeit durch die Wolle abdampfen, ohne dass die Verdunstungskälte sich auf der Haut bemerkbar macht. Auch der Schweiß wird aufgenommen und die Hitze nicht gestaut (wie es bei Synthetik leicht der Fall ist). Diese Eigenschaften hat kein anderes Gewebe. Bei besonders empfindlicher Haut hat sich auch Rohseide bewährt. Rohseide kommt den wärmeregulierenden Eigenschaften der Wolle sehr nahe und trägt sich außerordentlich angenehm. Ist das Baby auch so nicht warm zu kriegen, wärmen Sie die Kleidung etwas an, bevor Sie es anziehen.

Doch das Baby sollte auch nicht zu warm eingepackt werden. Unter unendlichen Wollschichten mit einer bis an die Augenbrauen reichenden Mütze wird es sich bestimmt nicht wohl fühlen. Der kleine Mensch muss lernen, seinen Wärmehaushalt zu regulieren. Das geht nur, wenn er auch die schwankenden Temperaturen der Umwelt erfährt und sich darauf einstellen kann. Wann das Kind »richtig« angezogen ist, können die Eltern nur durch Ausprobieren herausfinden. Was für das eine Kind gerade angenehm ist, kann für ein anderes schon zu warm oder zu kalt sein. Außerdem ändern sich die Bedürfnisse des Kindes mit der Zeit. Irgendwann braucht es im Haus kein Mützchen mehr, und auch die Wolldecke im Bettchen wird überflüssig. Eltern, die ihr Kind aufmerksam beobachten, werden den richtigen Zeitpunkt nicht verpassen.

Besonders gute Erfahrungen werden mit täglichen Öl-Einreibungen gemacht. Massieren Sie morgens und abends Ärmchen und Beinchen des Kindes mit Hypericum, Flos 25 Prozent, das in jeder Apotheke erhältlich ist. Dieses Öl und die Massage regen auf sanfte Art die Durchblutung an. Das Baby wird warm, und außerdem lieben die meisten Kinder diese Art von Körperspiel ganz besonders.

Praktische Säuglingspflege

Baden

Es ist völlig unsinnig, Ihr Baby jeden Tag zu baden. Die Haut ist mit einem schützenden Fettfilm überzogen, der in seiner Qualität durch nichts zu ersetzen ist. Außerdem kostet das Baden unnötig Kräfte. Viele Kinder lieben es zudem überhaupt nicht, sie schreien laut und vernehmlich. Zweimaliges Baden in der Woche reicht völlig aus, vorausgesetzt, Sie reinigen das Kind jeden Tag mit klarem Wasser und Öl. Dabei kann es das Hemdchen anbehalten, wenn der Windelbereich gesäubert wird, und im unteren Bereich bekleidet bleiben, wenn es oben herum gewaschen wird. So vermeiden Sie eine Auskühlung. Als Pflegemittel eignen sich besonders gut Präparate mit Calendula oder Kamillezusätzen.

Ausfahrten

Frische Luft schadet auch einem 2.000-Gramm-Baby nicht. In Halle und einigen anderen Kliniken können die Eltern schon mit ihren Winzlingen Ausflüge in den Park unternehmen. Sie können also bereits nach einigen Tagen ihre erste Ausfahrt mit dem Kinderwagen testen. Das Kind muss allerdings so warm eingepackt sein, dass es nicht friert, und es sollte geschützt im hohen Wagen liegen. Im Winter ist eine Wärmflasche im Kinderwagen durchaus angebracht. Dann ist auch Schnee kein Grund, nicht an die frische Luft zu gehen.
Ob allerdings ein Einkaufsbummel durch Geschäfte und Supermärkte das Richtige ist, ist zu bezweifeln. In geschlossenen Räumen fliegen sehr viele Bakterien und Viren durch die Luft. Nach Möglichkeit sollte der Säugling dagegen noch ein wenig geschützt werden.

Besuche

In der ersten Zeit zu Hause werden alle Freunde und Verwandten vorbeikommen wollen, um das Neugeborene zu bestaunen. Einerseits freuen sich sicher alle Eltern, ihr Baby präsentieren zu können, andererseits haben sie vielleicht auch Angst, dass Aufregung, Unruhe und mögliche Krankheitskeime noch zu viel für ihr zartes Kind sind. Solange die Gäste nicht krank sind und ihr

Baby keine Anzeichen von Überforderung zeigt, spricht überhaupt nichts gegen Besuche. Babys merken, wenn sie im Mittelpunkt des Geschehens stehen, und genießen die liebevolle Aufmerksamkeit. Sicher würden mehrere Besucher täglich die Eltern genauso wie das Kind überfordern, aber solange sich die Eltern darüber freuen und dabei in guter Stimmung sind und das Baby trotzdem die nötige Ruhe hat, spricht nichts dagegen. Eine extreme Abschottung von der Außenwelt ist übertrieben und eher schädlich.

Frühgeborene mit besonderen Bedürfnissen

Einige Babys brauchen für eine gewisse Zeit auch zu Hause noch besondere Behandlungsmaßnahmen. Hierzu gehören Kinder mit einer noch nicht vollständig ausgeheilten Beatmungslunge, mit Atempausen bei gleichzeitigem Abfall der Herzfrequenz sowie Neugeborene mit zentralen Koordinationsstörungen. Auch diese Kinder sind bei der Klinikentlassung schon recht stabil und im Prinzip gesund, aber sie haben noch etwas länger mit Folgeproblemen zu kämpfen. Dies stellt besondere Anforderungen an die Eltern, die bestimmt nicht einfach zu bewältigen sind. So sind gerade diese Babys, die sowieso schon einen erhöhten Pflege- und Zeitaufwand benötigen, oft besonders unruhig. In diesen Familien benötigen nicht nur die Kinder, sondern auch die Eltern eine besonders gute und umfassende Betreuung.

Zentrale Koordinationsstörungen

Kinder, die aufgrund ihrer Unreife oder neurologischer Probleme, wie zum Beispiel Hirnblutungen, Koordinationsstörungen in ihrem Bewegungsablauf zeigen, brauchen krankengymnastische Förderung.

Je früher diese Behandlung einsetzt, umso größer sind die Erfolgschancen. Deshalb gehen Kliniken verstärkt dazu über, jedes früh geborene Kind krankengymnastisch zu betreuen. Das bringt für Eltern und Kind erhebliche Belastungen mit sich, denn die Übungen müssen oft mehrmals täglich durchgeführt werden und sind zum Teil ausgesprochen unangenehm. Viele Kinder wehren sich gegen diese Behandlung und schreien. Hinzu kommt, dass sie häufig frustriert werden; wollen sie ein entferntes Spielzeug heranholen und es erkunden, fehlen ihnen dazu noch die motorischen Fähigkeiten. Das führt dann ebenfalls sehr schnell zu Ungeduld und Quengelei.

Dadurch kann die Mutter-Kind-Beziehung stark beeinträchtigt werden. Lassen Sie sich deshalb auf jeden Fall genau darüber unterrichten, weshalb bei Ihrem Kind Krankengymnastik notwendig erscheint, und geben Sie sich nicht mit dem Hinweis auf eine generelle Vorsorge zufrieden. Nicht jedes früh geborene Kind braucht Krankengymnastik. Viele kleinere Auffälligkeiten verlieren sich mit der Zeit von selbst.

Auf der anderen Seite sollten Sie Ihr Kind genau beobachten, wenn es zu Hause ist. Haben Sie den Eindruck, etwas sei nicht in Ordnung, sprechen Sie mit dem Kinderarzt darüber. Rechtzeitig begonnene Krankengymnastik kann selbst schwere neurologische Störungen nicht vollkommen beheben, jedoch wesentlich bessern. Dem Baby kann dadurch ein Leben mit einer Behinderung erspart werden.

Im Wesentlichen werden zwei Methoden angewendet – nach Bobath und Vojta. Welche der beiden Therapien bei Ihrem Kind angewendet wird, hängt von der jeweiligen Klinik ab. Erfolgreich sind beide, und selbst Experten sind sich nicht darüber einig, welche Methode die bessere ist.

Bobath-Methode

Ausgangspunkt der Therapie ist die Förderung der normalen und Hemmung der nicht normalen Bewegungskoordination. Während des Spiels werden vom Therapeuten einzelne Bewegungsabläufe kontrolliert, um sie dann mit Hilfe von Körperstimulation an bestimmten »Schlüsselpunkten« optimal zu steuern. Eltern werden so angeleitet, dass sie auch selbständig mit dem Kind zu Hause arbeiten können.

Vojta-Methode

Das krankengymnastische Konzept besteht hier aus gezielten Übungen. Das Kind wird in eine bestimmte Körperhaltung gebracht und auf bestimmte Körperzonen ganz gezielt Druckreize ausgeübt. Dadurch werden Reflexe ausgelöst, die dann mit der Zeit eine automatische Steuerung einzelner Bewegungsabläufe ermöglichen soll. Die Behandlung sollte täglich viermal mindestens 15 Minuten durchgeführt werden. Auch diese Methode können die Eltern zu Hause durchführen.

Beatmungslunge

Kinder mit einer Beatmungslunge (Bronchopulmonare Dysplasie) müssen sich sehr anstrengen, um die Luft in ihre steifen Lungen zu transportieren. Manche Kinder können nicht genügend Sauerstoff aufnehmen, um sich wohl zu fühlen. Sie ermüden schon nach kurzen Wachzeiten, reagieren gereizt und quengeln. Wenn sich die Lungenfunktion schließlich verbessert, nimmt auch die Unruhe ab. Manche Kinder benötigen noch zusätzlichen Sauerstoff, zum Beispiel zum Füttern. Bei diesen Kindern müssen die Eltern ganz besonders darauf achten, sie nicht zu überfordern, da bei Stress ihr Sauerstoffbedarf steigt und Sauerstoffmangel zu Schädigungen führen kann. Eine Veränderung der Hautfarbe und der Nasenflügel, das Einziehen der Haut zwischen den Rippen oder des Rippenbogens, stöhnende Ausatmung, Ernährungsprobleme, allgemeine Müdigkeit und Unruhe sind erste Anzeichen einer Überbelastung. Auch wenn Eltern gut informiert sind, wie sie sich bei Problemen verhalten müssen, bleibt Angst und Unsicherheit ihr ständiger Begleiter. War die Beatmungslunge der einzige kritische Punkt des Babys, dann werden keine gravierenden Nachteile zurückbleiben. Die Bronchopulmonare Dysplasie wird auch keinen Einfluss auf die Lernfähigkeit haben. Der Sprössling wird vielleicht langsamer zunehmen und auch auf Dauer etwas kleiner und leichter bleiben als Kinder gleichen Alters, auch wird er vielleicht häufiger an Bronchitis oder anderen Erkrankungen der Atemwege leiden, aber letztlich ist er genauso gesund wie andere Kinder.

Häusliche Beatmung

Wenn die Entwöhnung von der künstlichen Beatmung nur sehr langsam gelingt, das Baby aber ansonsten stabil ist, kann es sein, dass es trotz zusätzlichen Sauerstoffbedarfs schon nach Hause darf. Zur häuslichen Beatmung werden O_2-Konzentratoren oder Sauerstofftanks benötigt, die zum Teil mobil sind. Dem Baby wird dann ein kleiner Schlauch, der an der Wange befestigt wird, in die Nase geschoben. Da die Kinder einen erhöhten Energieverbrauch haben, müssen sie manchmal auch per Sonde nachgefüttert werden. Die Eltern erhalten vor der Entlassung eine genaue Anleitung, damit sie alle erforderlichen Maßnahmen richtig und sicher durchführen können.
Bei all diesen Kindern entstehen neben den großen seelischen Belastungen und dem ungeheuer zeitraubenden Pflegeaufwand auch noch eine Vielzahl praktischer Probleme. Wie kann der

Einkauf organisiert werden? Wer betreut das Kind, wenn etwas erledigt werden muss? etc. Die Probleme werden zwar mit zunehmender Ausheilung und Reifung der Lunge immer geringer, doch bis dahin ist es oft ein steiniger Weg. Diese Eltern benötigen dann in verschiedenen Bereichen dringend Hilfe. Hier empfiehlt es sich, das Angebot eines professionellen Pflege- und Krankendienstes in Anspruch zu nehmen, um wenigstens einen Teil der Aufgaben delegieren zu können. Durch die ständige psychische Anspannung und die großen Belastungen ist kaum eine intakte Eltern-Kind-Beziehung aufzubauen. Ich halte in solchen Fällen die Betreuung der ganzen Familie in einem Sozialpädiatrischen Zentrum für die beste Lösung.

Unregelmäßigkeiten der Atmung – Der Heimmonitor

Kein Arzt kann heute mit letzter Sicherheit erkennen, ob ein Kind gefährdet ist oder nicht. Frühchen, bei denen häufig Bradykardien verzeichnet wurden, werden vor ihrer Entlassung entsprechend untersucht. Bei ihnen wird eine Polygraphie gemacht. Die Hirnströme werden dabei über eine gewisse Zeit aufgezeichnet. Daraus können die Ärzte Rückschlüsse auf die Reife des Atemzentrums ziehen.
Stellt sich heraus, dass ein Kind während des Schlafs das Atmen vergisst und gleichzeitig eine Bradykardie hat, dann werden die Eltern auch zu Hause einen Monitor benötigen. Es gibt verschiedene Arten von Überwachungsgeräten. Das gebräuchlichste Gerät ist ein kleiner Monitor, der mit einer Sonde verbunden ist, die dem Baby auf den Bauch geklebt wird. Hierbei kann das Gerät, das nur so groß ist wie ein Walkman, problemlos überall mit hingenommen werden.
Ebenso wie die Monitore auf den Intensivstationen sind die Heimgeräte mit hoch empfindlichen Sensoren ausgestattet. Das

muss so sein, erhöht aber auch die Gefahr von Fehlalarmen. Für die routinierten Schwestern in der Klinik genügt meist ein Blick, um einen blinden Alarm zu erkennen, ein kurzer Handgriff, und das Gerät ist verstummt. Zu Hause wird jedoch jedes Piepen des Geräts zunächst einmal Panik auslösen. In den meisten Fällen hat das Kind nur ein wenig flach geatmet oder sich ungeschickt bewegt.

Atmet es jedoch wirklich nicht, so muss es hochgenommen und durch Wachrütteln zum Weiteratmen animiert werden. Hat es bereits blaue Lippen oder ist sein Gesichtchen blau, so muss sofort eine Mund-zu-Mund-Beatmung durchgeführt und der Notarzt benachrichtigt werden. Die Mund-zu-Mund-Beatmung und Herz-Massage müssen die Eltern noch vor der Entlassung des Kindes in der Klinik lernen. Diese Techniken sind lebenswichtig, und ohne sichere Beherrschung ist ein Heimmonitor sinnlos. Die Telefonnummer des Notarztes sollte vorsorglich griffbereit notiert werden.

Für gefährdete Kinder ist ein Überwachungsmonitor auf jeden Fall wünschenswert. Leider wittern immer mehr Geschäftsleute ein großes Geschäft mit der Angst der Eltern und bieten solche Geräte im freien Handel an. Aber auch Kliniken gehen dazu über, allen Kindern, die der besonderen Beobachtung bedürfen, einen Monitor zu verordnen und nicht mehr nur bei nachweislicher Gefährdung zu dieser Maßnahme zu greifen. Es ist sicher ein tröstlicher Gedanke, mit Hilfe eines solchen Geräts Eltern vor dem Plötzlichen Kindstod zu warnen, doch oft kommt ärztliche Notfallhilfe zu spät. Das wesentliche Charakteristikum des Plötzlichen Kindstods ist nämlich, dass sich diese Kinder nicht wiederbeleben lassen. Letztlich sind so viele Nachteile und Schwierigkeiten damit verbunden, dass eine generelle Monitorausstattung aller früh geborenen Kinder sicher keine befriedigende Lösung ist.

Wenn sich Eltern zu sehr darauf fixieren, kann sich ein Heimmonitor leicht zum Familientyrannen entwickeln und einer natürlichen Beziehung im Wege stehen. Häufigen Fehlalarm halten auch die stabilsten Nerven nicht aus. Einige Eltern werden durch den Bildschirm ihre Angst vor dem plötzlich eintretenden Kindstod überhaupt nicht mehr los. Mit der Zeit halten sie ihr Kind zwangsläufig für krank und nicht normal. Andere verlassen sich so sehr auf das Gerät, dass sie dabei ihr Baby fast übersehen. Das Kind mal kurz zu den Großeltern bringen, um schnell etwas zu erledigen, oder auch einmal etwas ungestörte Zeit für sich selbst zu haben, stellt sich häufig als Problem heraus. Viele haben Angst, ein Kind mit Monitor zu betreuen.

Nach der Geburt der Zwillinge Alexander und Lajos wurden in einer Klinik Atempausen bei einem der Kinder festgestellt. Ihm wurde ein Heimmonitor verordnet. Bei einer weiteren Untersuchung in einer anderen Klinik wurden auch beim anderen Zwilling Atempausen registriert. Auch er sollte nun einen Bildschirm bekommen. Schweren Herzens entschied sich die Mutter dagegen: »Jede Nacht dreimal Fehlalarm ist schon hart, sechsmal halten wir einfach nicht durch.«

Die Entscheidung für oder wider ein Überwachungsgerät ist so schwierig, dass ausführliche Gespräche mit dem Arzt unumgänglich sind. Wie gesagt, es gibt Fälle, in denen es eine große Hilfe sein kann und unbedingt erforderlich ist. Aber das betrifft auf keinen Fall alle zu früh geborenen Kinder. Die Entscheidung kann immer nur gezielt für ein Kind mit seiner ganz speziellen medizinischen Vorgeschichte getroffen werden. Sind die Eltern unsicher, so sollten sie noch mit einem anderen kompetenten Arzt reden, bevor sie eine Entscheidung treffen.

Ist ein Monitor wirklich notwendig, so müssen die Eltern lernen, das Gerät als das zu betrachten, was es ist – ein einfaches Hilfsmittel, das Gefahren rechtzeitig erkennen soll. Die Familie kann ruhig und entspannt Kaffee trinken, während das Baby in seinem Bettchen schläft. Bei Problemen piept es ja unüberhörbar. Ein besonderes Problem aller Eltern dabei ist sicherlich das ständige »angebunden sein«. Eltern, die die Betreuung des Kindes nicht vorübergehend in andere Hände legen können, sind irgendwann überfordert. Erschöpfte Eltern haben selten Lust, auch noch Freunde zu besuchen oder Besuch zu empfangen. Isolierung ist dann oft noch ein weiteres Problem. Deshalb ist es ratsam, einen Babysitter zu finden, der auch einen Lehrgang für wieder belebende Maßnahmen absolviert hat.

Doch neben allen Hilfsmitteln ist es wichtig, Ihr Kind weiterhin aufmerksam zu beobachten. Abgesehen von den Atempausen bekommen Sie alle anderen Unpässlichkeiten nur mit, wenn Sie Ihr Kind wachsam im Auge behalten. Auch für ein Kind mit Heimmonitor ist das Wichtigste Zuwendung und Liebe. Diese Bedürfnisse signalisiert das Gerät nicht. Die beste Möglichkeit der Überwachung ist die Nähe zum Kind. Je enger der Kontakt, umso besser werden Sie mit dem Monitor leben und Ihre Angst in erträglichen Grenzen halten. Sie werden sehen, dass Ihr Baby weder krank noch unnormal ist und sich ebenso verhält wie andere Babys auch.

Unsere Friederike war immer ein besonders liebes Kind. Sie weinte wirklich nur, wenn sie hungrig oder nass war. Ansonsten schlief sie viel oder spielte friedlich. Irgendwie machte mich ihr Verhalten ganz unsicher. Sie »kämpfte« nie. Vielleicht würde sie sich in ihrer sanften Art irgendwann einmal ganz still von dieser Welt verabschieden und nicht mehr aufwachen. Ich misstraute ihrem Lebenswillen zutiefst, obwohl ich immer dachte, dass sie Gelegenheiten genug gehabt hatte, einfach zu sterben, und doch alles Mögliche tapfer durchgestanden hatte. Also, wieso sollte sie gerade jetzt ...? Aber dennoch konnte ich meine Angst in den ersten Monaten nie ganz abbauen. Ich habe sie fast immer in einem Tragetuch mit mir herumgeschleppt. Ich glaube, es war diese ständige Nähe, die meine Angst in Grenzen hielt, und so konnte ich mit der Zeit Vertrauen zu ihr fassen. Vielleicht war sie aber auch gerade deshalb so ein »pflegeleichtes« Baby, weil sie alles hatte, was sie brauchte.

Die Angst vor dem Plötzlichen Kindstod

Der Plötzliche Kindstod (Sudden Infant Death Syndrome, abgekürzt SIDS) ist ein Schreckgespenst für alle Eltern, ganz besonders für Frühcheneltern. Etwa 75 Prozent aller Kinder, die daran sterben, waren Risikokinder. Sie wurden entweder zu früh geboren, wogen unter 1.500 Gramm oder hatten Probleme vor, während oder nach der Geburt. In der Bundesrepublik sterben jährlich etwa 2.000 Babys daran. Das macht etwa die Hälfte aller Todesfälle bei Säuglingen aus, die über einen Monat alt sind.
Jeder hat sie schon einmal gehört, diese schreckliche Geschichte, dass eine Mutter ihr Kind, das gerade noch gesund und munter war, tot im Bettchen fand. Das Seltsame daran ist, dass oft keine eindeutigen Ursachen gefunden werden. Außerdem scheitern meist alle Wiederbelebungsmaßnahmen.
Schilderungen des Plötzlichen Kindstods sind schon aus dem Altertum bekannt. Bis heute hat die Medizin keine genauen Ursachen finden können. Am häufigsten tritt er zwischen dem zweiten und vierten Lebensmonat auf, Jungen sind häufiger betroffen als Mädchen. Im tiefen und im aktiven REM-Schlaf (Rapid Eye Movement) treten bei diesen Kindern Atempausen auf, die von einem langsamer werdenden Herzschlag (Bradykardie) begleitet werden. Vermutlich ist dafür eine Unreife des Gehirns verantwortlich. Aber nicht alle Kinder mit dieser Diag-

nose sterben. Warum nun einige überleben und andere nicht, kann bis heute nicht gesagt werden.

Diese plötzliche Atempause ereilt die Kinder immer im Schlaf, meistens in den Morgenstunden oder auch am Wochenende. Dabei ist es ganz gleich, wo das Kind liegt, im Bettchen oder im Arm der Mutter.

Ein Arzt erzählte mir die Geschichte von einem Zwillingsjungen. Die Kinder waren viel zu früh geboren, und einer musste intensiv behandelt werden. Er hatte eine ganze Menge Probleme, die er aber recht gut bewältigte. Er war also »über den Berg«, als er noch an einem Leistenbruch operiert werden musste. Auch diese Operation hatte er nach medizinischen Gesichtspunkten gut überstanden. Als die Krankenschwester dann morgens sein Zimmer betrat, lag er tot im Bettchen. Unfassbar und schrecklich für alle. Die Mutter reagierte auf eine Weise, die den Arzt sehr nachdenklich stimmte. Sie sagte: »Es war alles viel zu viel für ihn. Er hatte keine Kraft mehr, noch Weiteres zu überstehen. Seine Kraft war aufgezehrt, deshalb konnte er nicht mehr leben.«

Einige Psychologen gehen davon aus, dass Kinder, die – aus welchen Gründen auch immer – nicht ausreichend liebevoll bemuttert werden, besonders gefährdet sind. Daraus allerdings den Schluss zu ziehen, dass eine »liebesarme« Betreuung die Ursache für den Plötzlichen Kindstod ist, ist keinesfalls zulässig und durch nichts zu beweisen. Letztlich lässt sich nur sagen, dass eine Mutter, die ihr Kind häufig in der Nähe hat, mit größerer Wahrscheinlichkeit merkt, wenn etwas nicht in Ordnung ist, und dann entsprechend reagieren kann. Bei afrikanischen Stämmen, wo die Mütter ihre Kinder üblicherweise immer bei sich haben, tritt der Plötzliche Kindstod seltener ein als in unserem Kulturkreis. Doch wir leben unter völlig anderen Bedingungen, und irgendwann muss jede Mutter ihr Kind auch einmal allein lassen.

Die medizinische Betreuung

Für Frühchen gelten dieselben Vorsorgemaßnahmen wie für termingerecht geborene Kinder. Doch diese sind nicht immer ausreichend. Als Nebenwirkung einiger Behandlungsarten können zum Beispiel Hör- und Sehstörungen auftreten. Es ist deshalb wichtig, dass sich gefährdete Kinder schon viel früher als vorgesehen einem Hör- und Sehtest unterziehen. Normalerweise sollte dies nach etwa sechs Monaten passieren.

Auch hinsichtlich ihrer körperlichen und geistigen Entwicklung kann es zu Abweichungen kommen. Dies muss so früh wie möglich erkannt werden, damit geeignete Maßnahmen wie Krankengymnastik durchgeführt werden können. Ein früh geborenes Kind und seine Eltern brauchen eine weitaus intensivere Betreuung, vor allem eine Fürsorge, die nicht nur die körperlichen Aspekte berücksichtigt, sondern auch die ganz spezielle psychologische Situation des Kindes und seiner Eltern in die Behandlung einbezieht.

»Frühchenambulanz«

Einige Frühgeborenenstationen bieten Vorsorgeuntersuchungen an, die man Frühchenambulanz nennt. Hier beobachten erfahrene Ärzte, die das Baby ja meistens kennen, alle vier Wochen seine Entwicklung. Da aber die kassenärztliche Vereinigung dies als Konkurrenzangebot für die niedergelassenen Ärzte sieht, ist es leider nur eine Frage der Zeit, bis die Kliniken dieses Angebot zurückziehen müssen. Andererseits ist für viele Eltern der Anfahrtsweg bis zur nächsten Frühchenambulanz zu weit. Deshalb ist es wichtig, einen engagierten und kompetenten Kinderarzt zu finden.

Kinderarzt

Suchen Sie möglichst schon einen geeigneten Arzt, während das Kind noch in der Klinik liegt. Sind Sie erst einmal mit dem Baby zu Hause, werden Sie spätestens nach einer Woche so viele Fragen haben, dass Sie froh sind, wenn Sie bereits einen Kinderarzt gefunden haben, dem Sie vertrauen. Am besten führen Sie erst einmal ein Gespräch mit ihm, in dem Sie auch seine Erfahrung im Umgang mit früh geborenen Kindern ansprechen. Häufig haben Eltern Fragen und Sorgen mit ihren Frühchen, die Antworten eines kompetenten und erfahrenen Arztes bedürfen. Klären Sie auch, ob Sie ihn außerhalb der Sprechstunden erreichen können und wie er zu Hausbesuchen steht. Erfahrungsgemäß haben Säuglinge die Eigenart, entweder abends oder am Wochenende die Eltern in Angst und Schrecken zu versetzen. Besonders wenn das erste Kind so ein Winzling ist, sind die Eltern sehr unsicher und können auch noch gar nicht beurteilen, ob ein Kind mit diesen oder jenen Symptomen in ärztliche Behandlung gehört oder nicht. Dann ist es wichtig, den Kinderarzt erreichen zu können, mag sich der Anruf hinterher als noch so unnötig herausstellen.
Schauen Sie sich sein Wartezimmer genau an. Ist es hoffnungslos überfüllt, hat er wahrscheinlich seine Praxis schlecht organisiert. In der Tat ist es nicht besonders gesundheitsfördernd, mit einem kleinen Säugling stundenlang zwischen hustenden und schnupfenden Kindern zu sitzen. Fragen Sie, wie er es mit der Vereinbarung von Terminen hält. Wartezeiten sind bei einem Kinderarzt nicht immer zu vermeiden. Immer wieder wird es vorkommen, dass ein »akutes« Kind vorgezogen werden muss. Aber regelmäßig lange Wartezeiten sind kein Zeichen für besondere Kompetenz oder Beliebtheit eines Arztes, sondern eher für seine Missachtung der Patienten und ihrer Bedürfnisse.

Haben Sie bei Ihrem Gespräch kein gutes Gefühl und finden Sie keinen »Draht« zu ihm, dann versuchen Sie es noch bei anderen Ärzten. Lieber vorher ein paar Gespräche mehr führen, als hinterher ständig mit dem Baby den Arzt wechseln. Ein Kinderarzt, der das Kind und die Familie kennt, ist wichtig und kann mit der Zeit Verhalten und Krankheiten besser deuten und behandeln.

Sozialpädiatrische Zentren

Sozialpädiatrische Zentren sind umfassende, von einem ganzheitlichen Ansatz ausgehende Einrichtungen, die die Zusammenarbeit verschiedener Berufsgruppen im Team gewährleisten. Ein sozialpädiatrisches Team setzt sich mindestens zusammen aus einem Kinderarzt, einem Diplom-Psychologen, einem Physiotherapeuten, einem Ergotherapeuten, einem Heilpädagogen, einem Sprachtherapeuten und einem Sozialarbeiter. Diagnostik und Therapie dienen dazu, einer drohenden Krankheit vorzubeugen, eine Behinderung zu beseitigen, zu bessern oder eine Verschlimmerung zu verhüten, eine Pflegebedürftigkeit zu vermeiden oder zu mindern. Die zurzeit bestehenden Zentren haben sich aus unterschiedlichen Diagnostik- und Therapieeinrichtungen entwickelt. Daher ergeben sich unterschiedliche Schwerpunkte in den verschiedenen Zentren. Da sozialpädiatrische Zentren nicht als flächendeckende Grundversorgung konzipiert sind, benötigen Eltern zunächst einmal eine Überweisung ihres Arztes. Hier sollen und können nicht grundsätzlich alle früh geborenen Kinder nachbetreut werden. Ein Bedarf ergibt sich unter folgenden Voraussetzungen:

- Von Seiten der Familie entsteht der Bedarf nach psychosozialer Betreuung.
- Es liegen Erbkrankheiten und andere Fehlbildungen vor.

- Abweichungen von der normalen Entwicklung werden erwartet, wie zum Beispiel bei extrem unreifen Frühgeborenen.
- Es sind Unsicherheiten im Umgang mit den Kindern durch die Familie oder Kinderärzte vorhanden.
- Während der Schwangerschaft oder Neugeborenenzeit traten neurologische Störungen oder Anfallsleiden in Kombination mit der Frühgeburtlichkeit auf.
- Kinder entwickeln sich nicht altersgerecht; sie leiden unter Bewegungsstörungen oder Verhaltensbesonderheiten.

Sicherlich benötigen nicht alle Familien eine solch umfassende Betreuung, und oftmals wird der große Vorteil dieser Einrichtungen, alles an einem Ort konzentriert vorzufinden, durch extrem lange Fahrtzeiten aufgehoben. Aber wenn Sie befürchten, dass die Behandlung, die Ihr Kinderarzt leisten kann, in Ihrer speziellen Situation nicht ausreicht, sollten Sie mit ihm reden und um eine Überweisung bitten. Sind Sie privat versichert, benötigen Sie keine Überweisung.

Gesundheitsamt

Auch die Gesundheitsämter spielen bei der Betreuung früh geborener Kinder eine wichtige Rolle. Ihr Auftrag ist die vorbeugende Gesundheitshilfe, Behindertenhilfe und sozialpädagogische Beratung. Bei Fragen zur Frühförderung, Krankengymnastik und sonstigen therapeutischen Maßnahmen und Angeboten sind sie eine kompetente Anlaufstelle.
Im Kreis Mettmann bei Düsseldorf ist dies besonders vorbildlich und engagiert umgesetzt worden. Bereits im Krankenhaus erhalten alle Eltern von Kindern, die der besonderen Beobachtung bedürfen, zusätzlich zum normalen Vorsorgeheft ein Scheckheft mit zwölf Karten. Alle vier Wochen können sie dann zu einem

Arzt ihrer Wahl gehen, der eine dieser Karten mit den Angaben, die für Fördermaßnahmen notwendig sind, an das Gesundheitsamt weitergibt. Je nach Befund nimmt dann eine Mitarbeiterin des Gesundheitsamtes Kontakt zu den Eltern auf, um mit ihnen Wege der Frühförderung zu besprechen und sie auf Wunsch auch ganz konkret bei der Durchführung der ärztlichen Verordnungen zu unterstützen. So helfen sie zum Beispiel bei den Fahrten zu Ärzten, der Durchführung von Krankengymnastik oder auch bei Hausbesuchen einer Therapeutin, die über Spielanbahnung eine pädagogische Frühförderung anbietet.

Die weiteren Angebote sind vielfältig und reichen von einer Erinnerung an den Arzttermin über Beratungsgespräche bei familiären Problemen, Kontaktvermittlung zu anderen Personen in ähnlichen Situationen bis hin zu Ratschlägen über rechtliche und finanzielle Hilfen. Alle Angebote sind kostenlos.

Nicht bei allen Gesundheitsämtern ist dies organisatorisch so gelöst worden wie in Mettmann, aber grundsätzlich gibt es dieses Angebot von allen Geschäftsstellen. Wollen die Eltern diese Betreuungs- und Fördermaßnahmen wahrnehmen, so müssen sie jedoch eine Einverständniserklärung, meistens bereits in der Klinik, abgeben. Alle Maßnahmen laufen auf einer freiwilligen Basis, und die Gesundheitsämter dürfen nur dann tätig werden, wenn die Eltern dies auch wollen. Sollten Eltern nicht bereits in der Klinik über diese Möglichkeiten informiert worden sein oder sich erst zu einem späteren Zeitpunkt dazu entschlossen haben, so können sie sich auch direkt mit dem zuständigen Gesundheitsamt in Verbindung setzen. Alle Daten über das Kind und die Familie unterliegen der Schweigepflicht und sind geheim. Auch innerhalb der Behörden dürfen die Angaben nicht weitergegeben werden.

Die Entwicklung des Kindes

Verständlicherweise wünschen sich alle Eltern, dass ihr Frühchen seinen »Nachteil« gegenüber termingerecht geborenen Kindern so schnell wie möglich aufholt. Einigen Kindern, besonders wenn sie nicht allzu früh und unterentwickelt geboren wurden, gelingt das auch in relativ kurzer Zeit. So unterscheidet sich ein Kind, das in der 36. Schwangerschaftswoche mit ca. 2.000 Gramm geboren wurde, nach einem halben Jahr, spätestens aber nach einem Jahr, in seiner körperlichen und geistigen Entwicklung nicht mehr von einem Neun-Monats-Baby. Aber auch Kinder, die sehr klein und unreif waren, holen auf. Spätestens mit vier Jahren merkt man auch bei ihnen meistens keinen Unterschied mehr. Das mag sich nun für viele Eltern sehr lang anhören, aber letztlich sind Entwicklungsverzögerungen nicht wirklich störend. Was macht es schon, wenn ein Kind statt mit einem Jahr erst mit zwei Jahren läuft? Hauptsache, es läuft überhaupt irgendwann.

Eltern werden immer wieder in Büchern und Zeitschriften mit Tabellen konfrontiert, die auf den Monat genau vorhersagen, was ein Kind dann können muss und welches Gewicht und welche Größe es dann haben muss. Solche Tabellen sind auch bei Neun-Monate-Kindern mit Vorsicht zu genießen, schließlich sind Babys keine Automaten. Erst recht gilt das bei Frühchen. Wollen Sie den Entwicklungsstand Ihres Kindes anhand solch einer Tabelle überprüfen, müssen Sie dabei von seinem errechneten Geburtstag ausgehen. Das heißt, wenn Ihr Kind sechs Monate auf der Welt ist und drei Monate zu früh kam, so können Sie es auch nur an dem messen, was ein drei Monate altes Baby können sollte. Kann Ihr Kind zu diesem Zeitpunkt schon etwas mehr, so freuen Sie sich, dann hat es bereits ein wenig aufgeholt.

Kann es noch nicht mehr, so ist das kein Grund zur Besorgnis. Lassen Sie ihm Zeit und bleiben Sie geduldig. Die wenigsten Kinder brauchen ein besonderes Förderprogramm. Die beste Förderung besteht darin, seine Bedürfnisse zu akzeptieren und sich liebevoll um das Kind zu kümmern. Die meisten Eltern entwickeln eine äußerst sensible Wahrnehmung für ihr Baby. Solange Sie das Gefühl haben, es sei alles in Ordnung, sollten Sie sich nicht verrückt machen lassen durch Tabellen oder die Bemerkungen anderer Eltern, deren Kinder schon alles Mögliche können. Die Entwicklung muss nicht immer kontinuierlich und linear verlaufen. So kann es durchaus sein, dass das Kind scheinbar auf einem gewissen Stand stehen bleibt, um dann schubweise weiterzugehen. Unsere Friederike hat zum Beispiel die ersten sieben Monate ihres Lebens fast völlig verschlafen. Dann, ganz plötzlich, von einem Tag zum anderen, brauchte sie tagsüber nur noch zwei Stunden Schlaf. Innerhalb von sechs Wochen lernte sie krabbeln und stehen. Richtig sitzen konnte sie allerdings erst mit elf Monaten.

Eine Mutter erzählt:

David kam in der 28. Schwangerschaftswoche mit 780 Gramm auf die Welt. Nachdem der Kleine mit einem Jahr immer noch nicht sitzen und krabbeln konnte, gaben wir unsere Hoffnung fast auf. Aber dann, mit vierzehn Monaten, begann er doch zu krabbeln, und einen weiteren Monat später konnte er sitzen.

David ist munter und aufgeweckt. Heute ist er zweieinhalb Jahre alt und beginnt sich langsam aufzurichten. Ich lasse mich nicht mehr verrückt machen, wahrscheinlich wird David genau dann laufen lernen, wenn ich es überhaupt nicht mehr erwarte. Er hat sowieso immer genau dann einen Schritt vorwärts in seiner Entwicklung gemacht, wenn ich überhaupt nicht mehr damit gerechnet habe. Sieht man den kleinen Kerl und schaut in seine lebhaften Augen, so erscheint es völlig ausgeschlossen, dass er nicht laufen lernen könnte. Auch die Ärzte stellen eine gute Prognose.

Jedes Frühchen hat seine individuelle Geschichte. Ob ein Rückstand in der Entwicklung Anlass zur Sorge sein muss, dafür haben die Eltern meistens ein gut ausgeprägtes Gefühl. Dennoch sollten Sie alle Vorsorgetermine gewissenhaft einhalten. Nur in engem Kontakt mit einem Arzt, der das Kind gut kennt, lassen sich Abweichungen von der Norm beurteilen.

Gewichts- und Längenwachstum

Die Größe und das Gewicht sind für alle Eltern ein wichtiges Zeichen dafür, dass es »vorangeht«. Schon in der Klinik war ein Blick auf die Gewichtskurve bedeutsam. Hatte das Kind zugenommen, war die Welt mal wieder halbwegs in Ordnung, hatte es abgenommen, so werden sich wohl alle Eltern die Frage gestellt haben: »Was ist los, geht es ihm nicht gut?« Ebenso wünschen sich natürlich alle, dass ihr Baby auch zu Hause möglichst schnell viel zunimmt und endlich ein normalgewichtiges Baby wird. Hat es dann das durchschnittliche Geburtsgewicht anderer Babys erreicht, so ist wieder ein Meilenstein gewonnen. Endlich passen die kleinsten Strampelhöschen, und das Kind sieht auch in seiner Wiege nicht mehr so verloren aus. Wohl jede Mutter ist stolz, wenn aus ihrem zarten Vögelchen ein kleiner Wonneproppen wird. Mit Recht, denn ihre gute und liebevolle Zuwendung zum Kind trägt ja viel dazu bei.
Die Gewichtszunahme bei Frühchen ist anfangs höher als bei normalgewichtigen Kindern. Meistens hält das Längenwachstum nicht mit der Gewichtszunahme Schritt, und so sehen viele Frühchen bald klein und rund aus. Aber keine Angst, das verwächst sich wieder. Wenn die Kinder laufen, passt das Gewicht wieder zu ihrer Größe. Wie viel es zunimmt und wie schnell es wächst, hängt stark mit seinem Geburtsgewicht zusammen. Aber auch damit, ob es von seiner Anlage her ein großes oder ein

kleines Kind ist. Viele Eltern stellen erstaunt fest, dass ihr Miniaturbaby sich zu einem Riesenkind entwickelt. Hat es bei seiner Geburt noch zu den sehr kleinen Babys mit vielleicht 2.000 Gramm gehört, so kann es nach einem halben Jahr durchaus schon zu den großen Kindern mit einem Gewicht von 8.500 Gramm gehören. Solche immensen Gewichtszunahmen können allerdings nicht von Kindern erwartet werden, die sehr klein waren und womöglich noch intensivmedizinische Hilfe benötigten. Sie werden langsamer wachsen und zunehmen, was nichts über ihren Gesundheitszustand aussagt, solange sie kontinuierlich zunehmen. War Ihr Kind ein extrem kleines Frühchen, so wird es wahrscheinlich immer ein eher zartes Persönchen bleiben. Unsere jüngste Tochter ist jetzt fast fünf Jahre und wiegt 15 kg bei einer Größe von einem Meter.

Auch später verlaufen Gewichtszunahme und Längenwachstum nicht immer kontinuierlich. Es kann durchaus Zeiten geben, in denen ein Kind nur wenig zunimmt, und dann wieder Zeiten, wo es kräftig zulegt. Die Tabellen auf den Seiten 170-175 geben Ihnen eine Orientierungshilfe für die Gewichtskontrolle.

Auch wenn es vielen Eltern kaum vorstellbar erscheint, dass diese Winzlinge jemals kräftige, gesunde Erwachsene werden, so gibt es doch viele beeindruckende Beispiele von Frühgeburten, die »etwas geworden sind«. Forschen Sie mal in Ihrem Bekanntenkreis nach. Wahrscheinlich werden Sie erstaunt sein, wer alles ein Frühgeborener war oder zumindest welche kennt. Auch viele herausragende Persönlichkeiten gehörten einmal zu den Nestflüchtern, so zum Beispiel Isaac Newton, Albert Einstein und Winston Churchill.

Perzentilkurven für Körpermaße bei Geburt

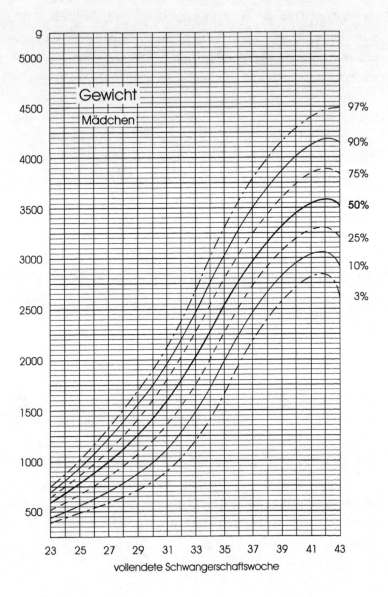

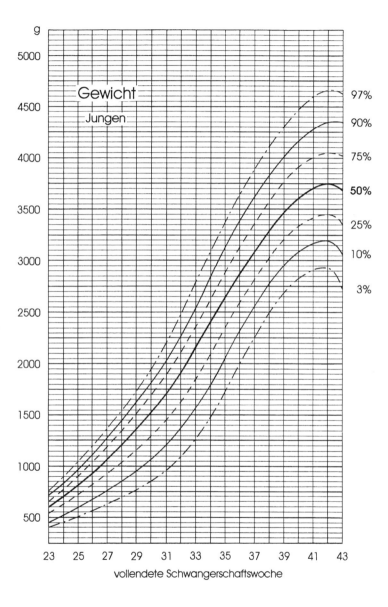

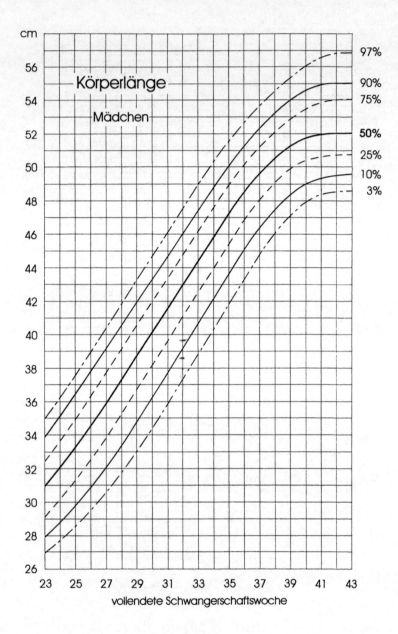

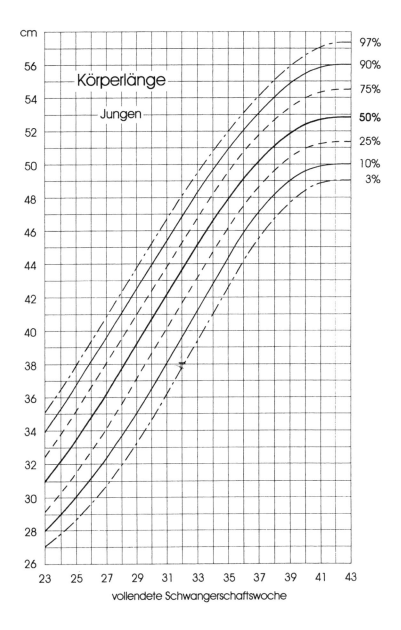

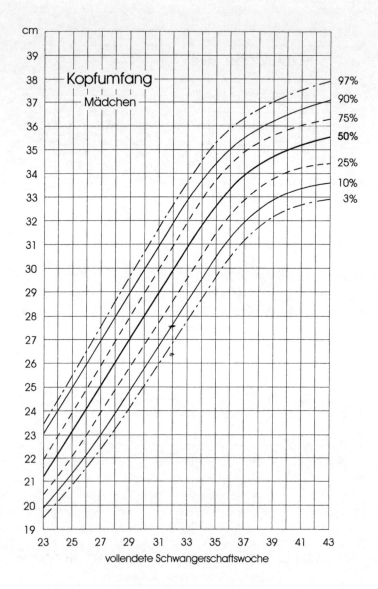

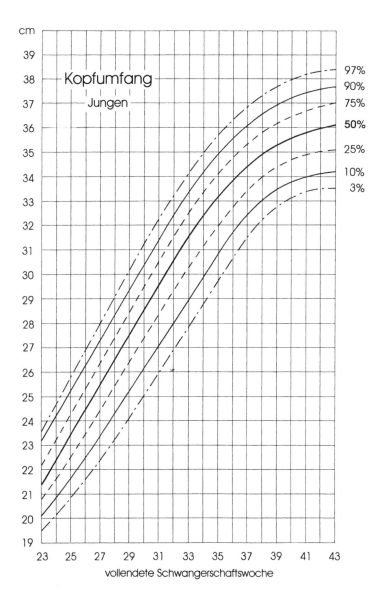

Erläuterungen zu den Tabellen:
Die Berechnung der Perzentilwerte erfolgte nach gesamtdeutscher Zusammenführung der Körpermessdaten der Neugeborenen des Jahrgangs 1992. Es kamen 563.480 Einlinge in die Auswertung. Ausschlusskriterien waren nur: Mehrlingsschwangerschaften und unsicherer Geburtstermin. Die Perzentilwerte wurden über die kumulierten Häufigkeiten berechnet. Geschlechtsdifferenzen bei den Körpermaßen wurden ab 23 vollendeten Schwangerschaftswochen berücksichtigt.

Quelle: M. Voigt, K.T.M. Schneider, K. Jährig. Analyse des Geburtsgutes des Jahrgangs 1992 der Bundesrepublik Deutschland. Teil 1: Neue Perzentilwerte für die Körpermaße von Neugeborenen. Geburtsh. u. Frauenheilk. 1996; 56:550-558.

Copyright © für alle sechs Grafiken: Milupa GmbH & Co. KG, 61379 Friedrichsdorf. Abdruck mit freundlicher Genehmigung der Milupa GmbH & Co. KG

7
Nicht immer geht es gut

Behinderungen

Trotz aller Vorsichtsmaßnahmen kommt es immer wieder vor, dass ein Kind behindert auf die Welt kommt. Da heute immer kleinere und unreifere Babys gerettet werden können, ist manchmal eine Behinderung der Preis für das Überleben. Laut einer schwedischen Studie steigt die Zahl behinderter Kinder seit 1978 wieder an. (Schulte, 1987) Das ist die Konsequenz einer immer weiter verbesserten Frühgeborenenversorgung mit zugleich fallender Sterblichkeit. Noch vor 15 Jahren hätte ein Baby, das in der 25. Schwangerschaftswoche mit einem Gewicht von 600 Gramm geboren wurde, so gut wie keine Chance gehabt, am Leben zu bleiben. Heute liegt die Überlebenschance bei etwa 60 Prozent. Von diesen Kindern ist später etwa ein Viertel behindert.

Besonders wenn es sich um eine durch ärztliche Behandlung erworbene Behinderung handelt, hadern die Eltern mit dem Schicksal und suchen nach Schuldigen. Immer wieder taucht die Frage auf, ob es nicht doch ein Kunstfehler war, der vielleicht hätte vermieden werden können. Diese Frage ist sicher berechtigt. Ärzte sind auch nur Menschen, und Fehler können ihnen passieren wie jedem anderen. Ihre Fehlgriffe können allerdings Tragödien auslösen, und darin liegt auch eine große Belastung. Haben Eltern den Eindruck, dass die bleibende Behinderung ihres Kindes die Folge eines Behandlungsfehlers ist, kann man ihnen nur raten, die in jedem Bundesland von den Ärztekammern eingerichteten Gutachterkommissionen anzurufen. Dort wird der Fall unentgeltlich geprüft. Liegt tatsächlich ein Kunstfehler vor, können weitergehende Schritte unternommen werden.

In den meisten Fällen liegt die Ursache der Behinderung allerdings nicht in medizinischen Behandlungsfehlern. Die Ärzte und Schwestern haben alles »richtig« gemacht, und dennoch ist das Kind behindert. Der modernste Brutkasten und die beste intensivmedizinische Betreuung können nicht annähernd so ideale Bedingungen für das Kind schaffen wie der Bauch der Mutter. Bei allem Bemühen von Eltern, Ärzten und Schwestern gibt es deshalb keine Garantie für ein gesundes Kind. Dass es kein einklagbares Recht auf ein Kind gibt, und schon gar nicht auf ein gesundes, gerät in einer Gesellschaft, in der so viel »machbar« geworden ist und in der scheinbar alle Ansprüche erfüllt werden können, immer weiter in Vergessenheit.

Nun gibt es viele verschiedene Grade von Behinderungen. Angefangen bei leichten Behinderungen, die vielleicht nur vorübergehend auftreten und durch Krankengymnastik oder eine andere spezielle Förderung gut zu beheben sind, bis hin zu schweren Schädigungen, die eine lebenslange, intensive Betreuung erfordern. Im Extremfall kann es dazu kommen, dass Kinder nie ohne Hilfe von Maschinen leben können, das heißt ihr Leben in einer Klinik verbringen müssen.

Manche Folgeschäden sind nicht sofort zu diagnostizieren. Sie stellen sich erst nach einer gewissen Zeit heraus. Deshalb ist es besonders wichtig, dass Eltern von Frühgeborenen alle Vorsorgeuntersuchungen für ihr Kind wahrnehmen. Die Entwicklung des Kindes muss sehr genau beobachtet werden, um gegebenenfalls rechtzeitig geeignete Schritte zu unternehmen. Darüber hinaus müssen Frühgeborene besonders auf Sehstörungen und Hörschäden hin überwacht werden.

Wie kommt es zu Behinderungen?

Bei Frühgeborenen sind Behinderungen häufiger als bei zeitgerecht geborenen Kindern. Das steht in einem engen Zusammenhang mit ihrer Unreife. Der kleine Körper reagiert äußerst empfindlich auf alle Umwelteinflüsse, er kann noch nichts »wegstecken«. So kann zum Beispiel schon ein geringer Abfall des Sauerstoffgehaltes im Blut, den ein gesunder Mensch auf einer Bergwanderung ohne weiteres verkraftet, die Entwicklung des Babys merklich verzögern.

Bereits das Ungeborene kann im Mutterleib nicht jeden schädlichen Einfluss ohne Folgen überstehen. Am bekanntesten sind heute die Folgen von Rauchen und Alkoholgenuss der Mutter. Aber auch Infektionskrankheiten wie zum Beispiel Röteln können das Kind schwer beeinträchtigen. In manchen Fällen führt eine unzureichende Plazentafunktion zu einem Nähr- und Sauerstoffmangel, der Folgen für das spätere Leben hinterlassen kann. Während der Geburt ist jedes Kind und insbesondere das Frühgeborene den extremsten Belastungen ausgesetzt. Vor allem Sauerstoffmangel ist sehr gefährlich. Er kann bei einer lang andauernden Geburt, einer Nabelschnurumschlingung um den Hals und verschiedenen anderen Geburtskomplikationen auftreten.

Nach der Geburt, vor allem nach einer belastenden Geburtsarbeit, gilt es, weiteren Schaden zu vermeiden. An die präzise

Erstversorgung sind höchste menschliche, technische, organisatorische und medizinische Ansprüche zu stellen. Selbstverständlich kann der beste Kinderarzt mit dem besten Team und bester Ausstattung vorher eingetretene Schäden nicht mehr rückgängig machen. Jedoch kann versucht werden, Schlimmeres zu verhüten.

Um diese Risiken so klein wie möglich zu halten, sollten sich die werdende Mutter und der behandelnde Arzt immer wieder fragen, ob alle Möglichkeiten ausgeschöpft sind, dem Frühgeborenen den sichersten Start ins Leben zu ermöglichen. Vielleicht muss die Frau der Verlegung in ein Perinatalzentrum zustimmen, auch wenn sie dann nicht im Kreise ihrer Familie entbinden kann. Auch der Arzt sollte einer Verlegung rechtzeitig zustimmen.

Besonders bei sehr kleinen Frühgeborenen sind neben der Hirnfunktion die Sehkraft, das Gehör und die Lungenfunktion sehr gefährdet. Unter anderem spielt hier eine wichtige Rolle, dass die Blutgefäße im Gehirn noch nicht so stabil sind wie bei einem normalen Neugeborenen. Außerdem ist das Gehirn noch nicht vor den Folgen eines ansteigenden Blutdrucks geschützt. Stress in jeder Form wirkt sich direkt und ungefiltert aus. Nun sind gerade Frühchen zwangsläufig Stresssituationen ausgesetzt. Die Geburt selbst, Untersuchungen, Blutabnahmen und andere medizinische Maßnahmen belasten den kleinen Körper. Es ist deshalb ungeheuer wichtig, dass alle medizinischen Behandlungen so sanft wie möglich, aber dennoch präzise und wirkungsvoll durchgeführt werden. Jede unnötige Belastung muss vermieden werden.

Da sich Stress nun einmal nicht ganz ausschalten lässt, hat fast jedes extreme Frühchen Gehirnblutungen. In den meisten Fällen heilen sie folgenlos ab. Sind sie jedoch stärker, können sie Teile des Gehirns direkt in Mitleidenschaft ziehen oder durch Verstop-

fung des Abflusskanals zur Ansammlung von Gehirnwasser (Hydrozephalus) führen.
Glücklicherweise hat das menschliche Gehirn die Fähigkeit, die Funktionen geschädigter Teile sozusagen umzuleiten. Wie das im Einzelnen funktioniert, ist bisher zwar nicht erforscht, es ist jedoch besonders bei kleinen Kindern durchaus möglich, solche Vorgänge zum Beispiel durch Krankengymnastik zu unterstützen. Je früher diese Förderung einsetzt, umso »elastischer« reagiert das Gehirn. Die Früherkennung bietet also große Chancen, dem Kind eine bleibende Behinderung zu ersparen oder zumindest die Schwere der Behinderung zu lindern.
Die Lunge des Frühgeborenen ist bei der Geburt oft noch nicht entfaltet. Außerdem fehlt ihr der Surfactant-Faktor, der die Lungenbläschen offen hält. Dadurch ist der Gasaustausch gestört, Sauerstoffaufnahme und Kohlendioxidabgabe sind nicht in ausreichendem Maß möglich. Mit Beatmungsgeräten wird deshalb die unzureichende Atmung des Kindes unterstützt oder gar ganz ersetzt. Wie jede Therapie hat auch diese Nebenwirkungen. Das unreife Lungengewebe entwickelt sich nicht normal zur Reife, es »baut sich um«. Normalerweise beginnt die Lunge rasch abzuheilen. In manchen Fällen »wehrt« sie sich jedoch gegen die Beatmung. Wasser dringt ins Gewebe ein, es quillt auf und wird faserartig. Dadurch verliert die Lunge ihre Dehnbarkeit und versteift.
Die Ursachen dafür sind vielfältig. So kann der lebensnotwendige Sauerstoff für die Frühchenlunge zum Gift werden. Der Beatmungsdruck, eine Sepsis oder eine Lungeninfektion können einer Umbaulunge Vorschub leisten. Durch diese Veränderungen bleiben manche Kinder Wochen oder gar Monate länger von der künstlichen Beatmung abhängig.
Genauso vielfältig sind die Ursachen für eine eingeschränkte Sehkraft (Retinopathia). Auch hier spielt der Sauerstoff eine

Rolle ebenso wie Infektionen und die allgemeine Unreife des Kindes. Gänzlich zu vermeiden sind diese Faktoren leider nicht, manches muss man wohl dem Schicksal überlassen.

Die Zukunft mit einem behinderten Kind

Erfahren die Eltern, dass ihr Kind behindert sein wird, erscheint ihnen die Zukunft oft grau und hoffnungslos, und die Strapazen scheinen kein Ende zu nehmen. Sie wissen, dass viel Arbeit und viele Schwierigkeiten im täglichen Leben auf sie zukommen, dass es auch die Kinder im Leben nicht »leicht« haben werden. Dass es auch schöne und glückliche Stunden mit behinderten Kindern gibt und dass auch sie ein ausgefülltes Leben führen können, wissen nur wenige.
Zunächst führt die Mitteilung des Arztes für die Eltern zu großen Zukunftsängsten und Trauer. So hat sich das niemand gewünscht und vorgestellt. In einer Gesellschaft, die Behinderte allenfalls im Rahmen der »Aktion Sorgenkind« akzeptiert, sie ansonsten möglichst aus dem Blickfeld des Alltags verbannt, stehen Eltern hilflos und völlig überfordert vor ihrem Schicksal.

Ich will dieses Kind nicht. Die Ärzte haben es gegen meinen Willen behandelt. Es hätte in Ruhe sterben können. Mein ganzes Leben ist zerstört. Was soll ich denn machen? Ich bin allein und muss arbeiten. Wer soll sich da um ein Kind kümmern, das so viel Pflege und Geld braucht?

Viel lässt sich dazu nicht sagen. Es stimmt, dass ein schwer behindertes Kind viele Probleme mit sich bringt, die kaum zu ertragen sind. Und doch muss eine Gesellschaft, die sich human nennt, derartige Probleme mit auffangen. Wie anders könnte die Reaktion dieser jungen Frau sein, wenn sie die Sicherheit hätte, dass sie nicht allein dastünde, sondern Hilfe bekäme.

Zu allen Zeiten hat es behinderte Menschen gegeben. Jede Zeit und Kultur fand ihre besonderen Erklärungen und Verhaltensweisen für den Umgang mit Behinderten. Kaiser Claudius hätte in der heutigen Zeit keine Chance, »Karriere« zu machen. Er war Epileptiker, Stotterer und litt unter Bewegungsstörungen. Bei den Römern galten Epileptiker als von den Göttern besonders geliebt. Bis zum Ersten Weltkrieg wurden in Russland geistig Behinderte in jedes Haus aufgenommen und bewirtet. Sie konnten durch das Land ziehen und wurden von der Bevölkerung versorgt. Goethe, der sich viel mit Reinkarnation beschäftigte, meinte, dass jedes Genie auch einmal ein »Trottel« war. Welche Erklärungen und Bedeutungen dem Behinderten auch jeweils zugedacht wurden, die Folge war immer eine besondere Achtung und Fürsorge nicht nur seitens Einzelner, sondern auch der Gesellschaft. Diese Werte gerieten lange Zeit in Vergessenheit.

Allmählich zeigen sich wieder Zeichen des Wandels in unserer Einstellung gegenüber Behinderungen. Nicht mehr Verwahrung und Verbannung aus dem öffentlichen Bild ist angestrebt, sondern ein Akzeptieren und Sich-Öffnen für diese Seite des Lebens. Eltern allein sind wahrlich überfordert und mögen vielleicht denken, dass der Tod die gnädigere Lösung für alle Beteiligten gewesen wäre. Aber mit der engagierten Hilfe anderer ist auch dieses Schicksal zu meistern. Das Problem vieler Betroffener ist zu einem großen Teil nicht die Behinderung, sondern die Haltung der Umwelt. Selbsthilfegruppen und Elterninitiativen unterstützen sie in weiten Bereichen, Wege für ein befriedigendes Leben zu finden (siehe Adressen im Anhang dieses Buches).

Der Tod eines Babys

> Knaben! Mitternachtsgeborne,
> Halb erschlossen Geist und Sinn,
> Für die Eltern gleich Verlorne,
> Für die Engel zum Gewinn.
> Dass ein Liebender zugegen,
> Fühlt ihr wohl, so naht euch nur;
> Doch von schroffen Erdewegen,
> Glückliche! habt ihr keine Spur.
> *(Goethe, Faust II)*

Eine Woche hat unsere Tochter gelebt. Und diese Zeit musste sie auch noch im Brutkasten verbringen. Alles Mögliche haben sie mit ihr gemacht. Ich glaube, sie hat unendlich gelitten. Zuerst schien alles gut zu gehen. Sie kam drei Wochen zu früh auf die Welt, wog aber schon 2.800 Gramm – ein süßes kleines Mädchen. Ich konnte sie auch sofort anlegen, und sie hat gierig getrunken. In der Nacht wurde sie in eine spezielle Kinderklinik verlegt. Die Schwester sagte mir am nächsten Morgen, dass die Kleine blau geworden sei und deshalb verlegt wurde. In der Uniklinik stellte sich heraus, dass sie einen Herzfehler hatte. Mein Mann brachte ihr jeden Tag meine Milch. Ich selber habe mich nicht hingetraut. Ich hatte solche Angst. Und alle sagten auch zu mir: »Geh nicht hin, mach dich nicht verrückt. Du wirst noch gesunde Kinder haben. Vergiss das so schnell wie möglich. Wenn du hingehst, wird alles noch viel schlimmer. Ein Kind, das man nicht kennt, vermisst man nicht.« Das stimmt nicht. Ich vermisse sie. Aber wenn ich das sage, denken bestimmt alle, ich sei reif für die Klapsmühle. Ich vermisse ihre Tritte im Bauch, und ich vermisse die Träume von einer Zukunft mit meinem Kind. Ich wäre so gern mit ihr auf den Spielplatz gegangen, und ich hätte sie so gern in den Arm genommen. Zählt das denn gar nicht? Vielleicht ist es besser, dass sie gestorben ist. Ich weiß es nicht. Aber ich wünsche mir so sehr, dass sie noch lebte.

Liegt das Kind im Sterben, so sind die Eltern hoffnungslos überfordert. Die meisten wollen dieses schreckliche Ereignis so wenig wie möglich an sich heranlassen, um nicht allzu sehr zu leiden. Sie haben Angst, sich an ein Kind zu binden, das sie schließlich doch verlieren werden. Die Umgebung bestärkt sie meistens in diesem Wunsch. Verdrängung scheint das einzige Rezept gegen Trauer zu sein. »Nur nicht daran denken und alles schnell über die Bühne bringen.« Allzu bereitwillig gehen Eltern häufig auf dieses »Patentrezept« ein. Erfahrungen haben allerdings gezeigt, dass dieses Ausweichen auf die Dauer mehr Probleme schafft als löst.

Werdende Eltern bereiten sich auf ein Leben mit dem Kind vor und nicht auf den Tod. Ihnen bleibt keine Zeit, sich damit auseinander zu setzen. Hoffnungen, Wünsche und Träume lösen sich in nichts auf. »Mit meinem Baby ist auch ein Stück von mir gestorben«, sagte mir eine Mutter. Eben bildeten Mutter und Kind noch eine Einheit und waren in allen Lebensfunktionen miteinander verzahnt, und dann stirbt ein Teil davon. Neben dem Verlust bedeutet dieses Ereignis aber auch eine grundsätzliche Verunsicherung und Verletzung. »Wenn ich wirklich ganz gesund bin, wieso kann ich dann nicht ein gesundes Kind bekommen?« – »Ich bin eine Todesmutter. Ich habe den Tod geboren.«

Wenn alte Menschen sterben, geht mit ihnen ein Teil der Vergangenheit. Beim Tod des Kindes wird ein Zukunftsentwurf zerstört. Das ist ganz besonders schmerzlich. Und meistens steht die Frau mit ihrer Trauer allein da. Kaum ein Außenstehender kann ermessen, was dieses Kind für sie bedeutete. Selbst für den Partner war das Kind nicht in einer so starken Intensität erfahrbar wie für die Mutter.

Es gibt keine gemeinsamen Erinnerungen an das Kind. Und so ist die Trauer um ein kurz nach der Geburt gestorbenes Kind meistens durch Sprachlosigkeit geprägt. Darin liegt eine große Gefahr für die Frau. Es passiert leicht, dass sie sich in ihre Trauer einspinnt wie in einen Kokon, aus dem sie sich schließlich nicht mehr allein befreien kann.

Nach dem Tod unseres Kindes fühlte ich mich unendlich einsam. Mein Mann hatte seine Arbeit, und ich saß zu Hause. Ich fürchtete mich vor den Fragen der Nachbarn, und so ging ich kaum aus dem Haus. Ging ich dann doch mal in die Stadt, bekam ich Angstzustände und musste ganz schnell nach Hause laufen. Selbst Restaurantbesuche mit meinem Mann waren unmöglich geworden. Eine nicht fassbare Angst ergriff mich. Mein Blutdruck erreichte bedenkliche Werte, und ich hatte ständig Blutungen. Ich konnte nicht mehr mit meinem Mann schlafen; jedes Mal, wenn ich meine Periode bekam, ging es mir ganz besonders schlecht. Niemand verstand, was mit mir los war, und niemand brachte das in einen Zusammenhang mit meinem toten Kind. Mir selbst war dieser Zusammenhang zwar klar, aber aussprechen konnte ich es nicht. Dass mein Mann diesen Hilferuf nicht erkannte, empfand ich als Lieblosigkeit. Unsere Gespräche kreisten fast ausschließlich um Schuldzuweisungen und endeten im Streit. Nach einem halben Jahr standen wir kurz vor der Scheidung.

Das Kind dieser Frau wurde in der 34. Schwangerschaftswoche tot geboren.
Solche Probleme können kaum angegangen werden, wenn der Tod des Kindes zum verdrängten Ur-Ereignis wird. Die Eltern allein sind sicherlich überfordert, sich eigenen und gesellschaftlichen Tendenzen zur Verdrängung zu widersetzen. Aktive Hilfe von Ärzten und Pflegepersonal ist hier gefordert. Eltern müssen auf die Schwierigkeiten, die auf sie zukommen, vorbereitet werden, um letztlich nicht überrollt zu werden. Sie brauchen ehrliche Gespräche und auch die Erfahrungen anderer Betroffener. Für Eltern ist es wichtig zu wissen, dass das Leben nach einem solchen Geschehen nicht gleich seinen gewohnten Gang gehen kann und auch nicht soll. Zum Beispiel wird die erste Periode für die Frau oft zu einem bedrückenden Geschehen. Alles wird wieder aufgewühlt. Es tut weh, wieder darauf gestoßen zu

werden, dass kein Kind im Bauch lebt, aber auch kein Baby in der Wiege liegt. Auch die sexuelle Beziehung mit dem Partner verläuft in den meisten Fällen nicht gleich wieder glücklich. Sexualität, Geburt und Tod sind ganz eng miteinander verbunden. Diese enge Verbindung wird als bedrückend und beängstigend erlebt.

Es kann zu erheblichen Schwierigkeiten in einer Partnerschaft führen, wenn Mann und Frau verschieden mit der Trauerarbeit umgehen, einer der beiden etwa schneller über seine Trauer hinwegkommt. Vertrauen und offene Gespräche sind hier nötig. Verhaltensweisen des Partners werden dann besser verstanden, und die Eltern können sich gegenseitig helfen und stützen.

Der Tod eines Kindes verändert das ganze Leben. Dinge, die man früher für wichtig erachtete, erhalten eine andere Bedeutung. Aber auch das Ur-Vertrauen ins Leben wird gebrochen sein. Fragen, wie weit nun der eigene Lebensentwurf noch stimmt und realisiert werden kann, sind wichtige Themen nach einem solchen »Schicksalsschlag«. Einige Eltern werden einen Sinn in diesem Ereignis finden, andere werden es nicht tun und lernen, mit der Sinnlosigkeit zu leben.

Oft wird der Rat gegeben, so schnell wie möglich ein neues Kind zu zeugen. Sicher kann ein anderes, gesundes Baby ein guter Trost sein. Dennoch sollten sich die Partner Zeit lassen und erst einmal mit diesem Ereignis fertig werden. Eine weitere Schwangerschaft wird immer als große seelische Belastung empfunden. Sie wird geprägt durch sehr viel Angst, dass wieder etwas schief gehen könnte. Solange die Wunden nicht wirklich verheilt sind, ist das Risiko einer weiteren unglücklichen Schwangerschaft sehr hoch. Das sollten Eltern bei ihren Überlegungen für die Zukunft einbeziehen. Auch wenn eine neue Schwangerschaft erst viel später beginnt, brauchen die Eltern eine besonders intensive und liebevolle Schwangerschaftsbetreuung. Nur wenn sie sich wirklich »gut aufgehoben« fühlen, werden sie die Zeit genießen können und sich nicht von Ängsten beherrschen lassen. Im englischen Sprachgebrauch gibt es eine treffende Formulierung für das, was Eltern mit dieser Vorgeschichte brauchen: »Loving tender care«.

»Ach nein, wie schrecklich«, ist oft die erste Reaktion, wenn von der Art berichtet wird, wie an der Londoner Klinik Hammersmith mit dem Tod von Babys umgegangen wird. Dort werden die Eltern gerufen, wenn es mit ihrem Baby zu Ende geht. In vielen Fällen halten sie das Kind auf dem Arm, wenn es seinen letzten Atemzug tut. Manchmal können sie es auch mit nach Hause nehmen, damit es dort in Ruhe sterben kann. In dieser Zeit werden sie von einer erfahrenen Sozialarbeiterin betreut.

So etwas verlangt viel Kraft von den Eltern, doch es wird ihnen helfen, das Geschehene wirklich zu verarbeiten. Alle Kulturen zu allen Zeiten haben Rituale entwickelt, von den Toten Abschied zu nehmen. Erst unsere moderne Industriegesellschaft überlässt den Umgang mit dem Tod den »Spezialisten« in Krankenhaus und Beerdigungsinstitut. Erst seit kurzem bemühen sich Kliniken darum, diese »Arbeitsteilung« zu überwinden.

Im Nachhinein betrachtet, glaube ich, dass wir noch Glück gehabt haben. Die Schwestern und Ärzte waren sehr lieb. Sie fragten uns, ob wir bei unserem Kind sein wollen, wenn es stirbt. Sie legten mir Stephanie in den Arm. Ich konnte gar nicht glauben, dass nun wirklich alles zu Ende sein sollte. Aber ich hatte die Tage vorher gesehen, wie sehr sie litt, und irgendwie war ich nun auch froh, dass bald alles vorbei war. Es war schrecklich, sie auf dem Arm zu halten und auf den Tod zu warten. Als ich schon glaubte, nicht mehr zu können, nahm mir eine Schwester das Kind für kurze Zeit ab und streichelte und tröstete mich, bis ich wieder die Kraft fand, meinem Kind beim Sterben beizustehen. Als sie dann tot war, weinten auch die Schwestern mit mir. Sie sah aus wie ein kleiner Engel. Stephanie blieb bis zum nächsten

Tag auf der Station, und ich konnte sie immer wieder sehen. Wir zogen sie hübsch an und bereiteten die Beerdigung vor. Auch unsere Eltern nahmen Abschied von der Kleinen. Durch unsere Erinnerung ist sie immer ein Stückchen bei uns. Trotz aller Verzweiflung habe ich doch irgendwie das Gefühl, dass alles auf seine Art gut gegangen ist. Der Trost, den wir ihr geben wollten, ist heute ein Trost für uns selbst geworden.

Es ist keine gute Lösung, das Kind einfach wegzugeben und die Beerdigung fremden Menschen zu überlassen. Mag es für Außenstehende noch so einsichtig erscheinen, »die Geschichte« so schnell und unaufwendig wie möglich zu beenden, für die Eltern war das Kind genauso existent wie für andere, deren Schwangerschaft glücklich endete. Das Kind hat mit ihnen gelebt und bereits einen großen Teil ihres Lebens ausgefüllt. Haben die Eltern keine Chance, eine Beziehung zu ihrem Kind aufzubauen, es in dieser Welt nicht ganz real aufzunehmen, dann können sie sich auch nur sehr schwer von ihm trennen, es verabschieden und den Tod akzeptieren. Übrig bleibt dann vielleicht ein böser Traum, der sich nur schwer ins Leben einordnen lässt.

Tot geborene Kinder, die über 500 g wiegen, unterliegen der Bestattungspflicht. Kinder unter 500 g, die tot geboren werden, unterliegen dieser Pflicht zwar nicht, dennoch können auch sie auf Wunsch der Eltern ganz normal beerdigt werden. Oft scheuen sich die Eltern, eine richtige Beerdigungszeremonie mit der ganzen Familie und Freunden zu machen. Sie überlassen alles dem Beerdigungsinstitut oder der Klinik und wollen häufig noch nicht einmal selbst dabei sein.

Fortschrittliche Kliniken versuchen, Eltern Mut zu machen, ihr Baby anzusehen, sich langsam von ihm zu verabschieden und es ganz normal zu beerdigen. Haben die Eltern allzu große Angst und wollen ihr Kind nicht sehen, dann wird in diesen Kliniken ein Foto vom Baby gemacht.

Erfahrungen haben gezeigt, dass die meisten Eltern einige Zeit später so viel wie möglich über ihr totes Baby erfahren wollen und sich wieder an die Klinik wenden. Sie sind dann ganz froh, wenigstens dieses Foto zu bekommen. Das Argument, tote Babys seien ein schrecklicher Anblick, den man den Eltern ersparen sollte, stimmt einfach nicht. Ich habe noch von keinem entsetzten Elternpaar gehört; dagegen immer wieder Berichte von Eltern, die ihr Baby schön fanden.

Unser Baby war schon drei Wochen tot, ehe es auf die Welt kam. Die Hebamme meinte, wir sollen sie uns nicht ansehen, da sich die Haut bereits löse. Meine Eltern haben sie dennoch gesehen und sagten, sie sei ein wunderschönes kleines Mädchen. Danach fanden auch mein Mann und ich den Mut. Wir waren erstaunt, wie ähnlich sie meinem Mann sah und wie hübsch sie war, obwohl sie doch sechs Wochen zu früh kam und auch schon so lange tot war.

Haben zwei Menschen ihr Kind verloren, so brauchen sie in erster Linie Zeit, um sich mit diesem Ereignis auszusöhnen. Das alte Trauerjahr hat nichts von seiner Bedeutung verloren. Auch wenn das tägliche Leben noch so hektisch geworden ist, fordert ein so schwerer Schicksalsschlag auch heute noch seine Zeit. So banal es auch klingen mag: »Die Zeit heilt alle Wunden.« Sicher werden die Eltern ihr Kind nie vergessen. Aber wenn sie sich die Zeit nehmen, sich mit diesem Ereignis intensiv auseinander zu setzen, wenn Freunde sie auf diesem Weg einfühlsam begleiten, dann werden die Tränen allmählich versiegen und positive Ereignisse wieder in den Vordergrund treten. Vielleicht liegt auch eines Tages ein gesundes Baby in ihren Armen.

Fragen der Ethik

Die Fortschritte in der Wissenschaft und insbesondere im medizinischen Bereich stellen jeden vor schwierige moralische und ethische Fragen. Haben Eltern ihr Frühgeborenes in einer Intensivstation untergebracht, so werden sie sich fast immer fragen: »Darf man das? Ist es legitim, dies alles mit meinem Kind zu machen?« Für diejenigen, die mit der Behandlung ihres Kindes Glück hatten, ist die Antwort leicht. Der Erfolg gab allen Maßnahmen Recht. Für alle anderen Eltern und auch für Ärzte und Schwestern ist die Beantwortung dieser Fragen nicht so einfach. Sie stehen häufig in einem großen Gewissenskonflikt. Denn es ist mit den modernen Techniken der Intensivmedizin durchaus möglich, Frühgeborene mit einem Gewicht unter 750 Gramm am Leben zu erhalten. Die Gefahr einer bleibenden, schweren Behinderung ist jedoch sehr groß. Viele Eltern sehen sich außerstande, in unserer heutigen Zeit für ein behindertes Kind zu sorgen. Andere betrachten dies als ihr persönliches Schicksal, wieder andere sind davon überzeugt, dass dies die Lebensform ist, in der sich das Kind in diesem Leben »verkörpern« muss. Entscheidend ist, wie eine Behinderung beurteilt wird.
Aus anthroposophischer Sicht zum Beispiel wird eine spastische Behinderung als eine Behinderung im Umgang mit der eigenen Leiblichkeit betrachtet, während der seelisch-geistige Bereich des Menschen nicht beeinträchtigt ist. Die Individualität ringt mit dem kranken Leib, durch den sie sich nicht genügend äußern kann. Den Menschen als eigenständige, seelisch-geistige Persönlichkeit ernst nehmen heißt somit, eine Behinderung in jedem Fall zu akzeptieren und alles zu tun, um im Sinne von Fördermaßnahmen der Individualität Möglichkeiten zu verschaffen, sich ihres Leibes besser bedienen zu können.

Nach geltendem Recht dürfen Kinder, die schwere Behinderungen aufweisen, bis zur 24. Schwangerschaftswoche abgetrieben werden. Was ist aber mit Babys, die in der 25. Schwangerschaftswoche geboren werden?

Die Zahl der früh geborenen Kinder, die mit Behinderungen überleben, steigt weltweit an. Es gibt mittlerweile Kinder, die viel zu früh geboren wurden, danach mühsam mit allen Mitteln und auch unter allen Qualen aufgepäppelt werden, um dann letztlich die Intensivstation niemals verlassen zu können. Sie leben seit Jahren in der Klinik, angeschlossen an ein Beatmungsgerät. Unweigerlich stehen wir vor der Frage, wohin uns dieser Fortschritt bringt. Auf der einen Seite gibt es die extrauterine Befruchtung im Reagenzglas, auf der anderen Seite können immer kleinere Babys außerhalb des Mutterleibes überleben. Steht nicht am Ende das Retortenbaby aus der Fabrik, womöglich noch mit gentechnisch genau definierten Eigenschaften? Viele Fragen tauchen in der Frühgeborenenforschung auf, die letztlich alle auf den Punkt hinauslaufen: Was macht menschliches Leben aus? Wo beginnt es, und wann habe ich das Recht oder sogar die Verpflichtung, das Leben zu beenden?

Bei der schwierigen Frage, inwieweit intensivmedizinische Maßnahmen noch sinnvoll sind und eine Wiederbelebung richtig ist, sind Eltern und Ärzte oft überfordert. Wir stellen uns dann immer wieder die Frage: Was will dieses Kind in diesem Leben? Was will es heute? Will es nach der Hand greifen, die wir ihm reichen, um es ins Leben zu ziehen, oder will es nur kurz die Erde berühren, um dann den Weg in die geistige Heimat wieder anzutreten? *(Dr. Madelyn vom Gemeinschaftskrankenhaus in Herdecke)*

Alle, die mit diesen Problemen konfrontiert werden, stecken vor einem großen Gewissenskonflikt. Es gibt keinen gemeinsamen gesellschaftlichen Konsens in diesen Fragen. Der Gesetzgeber bietet kaum Hilfe für eine Gewissensentscheidung. Er lehnt ein

Recht auf den Tod grundsätzlich ab, verpflichtet allerdings nicht zu einer Lebensrettung um jeden Preis. Ist bei der Geburt schon absehbar, dass das Kind niemals gesund werden wird, sind die Ärzte nicht verpflichtet, es zu behandeln und damit am Leben zu erhalten. Das Recht zur Behandlung haben sie allemal – auch gegen den ausdrücklichen Willen der Eltern.

Für alle Beteiligten ist es außerordentlich schwierig, direkt nach der Geburt oder manchmal auch schon während der Entbindung eine Entscheidung zu treffen. Je kleiner und je unreifer das Kind ist, umso schlechter sind seine Chancen, gesund zu überleben. Zurzeit liegt die Überlebensgrenze bei ca. 400 Gramm. Auch die Art und der Ort der Entbindung können über Leben und Tod eines Kindes entscheiden. So ist es ethisch wohl kaum vertretbar, ein Kind zwischen der 28. und 32. Schwangerschaftswoche mit einem Gewicht unter 1.500 Gramm durch einen Kaiserschnitt in einem Krankenhaus ohne die Möglichkeit der intensivmedizinischen Betreuung auf die Welt zu holen. Diese Kinder haben so gut wie keine Chance, jemals geheilt zu werden. Aber es gibt eben doch immer wieder Fälle, wo das Kind allen widrigen Umständen zum Trotz doch gesund wird. Die »richtige« Entscheidung zu treffen ist sicher für niemanden leicht. Neben medizinischen Erfahrungswerten und Einschätzungen werden sicher auch gesellschaftliche Übereinkünfte und religiöse Überzeugungen eine Rolle spielen, die letztendlich jeder für sich abwägen muss.

Ist es im Grunde unmenschlich, mit allen Mitteln der Technik ein eigentlich unmögliches Leben immer weiter zu verlängern, so ist es genauso inhuman, auf den Einsatz dieser Apparaturen zu verzichten, wenn dadurch Leben gerettet werden kann. Der großen Verantwortung, die die Technik mit sich bringt, sind wir alle moralisch noch kaum gewachsen. Den damit verbundenen schweren inneren Entscheidungsprozessen können wir jedoch nicht entfliehen.

8
Denkanstöße

Frühgeborenenmedizin aus anthroposophischer Sicht

Wenn sich die Schulmedizin heute wesentlich stärker auch um die seelischen Bedürfnisse der Patienten kümmert, so ist das nicht zuletzt ein Verdienst der anthroposophischen Medizin, wie sie zum Beispiel am Gemeinschaftskrankenhaus in Herdecke praktiziert wird. Dabei geht es nicht vordergründig um den publikumswirksamen Gegensatz »Apparatemedizin kontra Naturheilkunde«. Auch in Herdecke werden alle Mittel der modernen Intensivmedizin eingesetzt, um Leben zu retten und zu erhalten. Den Bemühungen liegt jedoch ein anderes, ganzheitliches Menschenbild zugrunde. Aus diesem geisteswissenschaftlichen Hintergrund heraus sind Behandlungsmethoden entwickelt worden, die die herkömmliche Frühgeborenenmedizin um wichtige Aspekte erweitern.

Die folgende Beschreibung der wichtigsten Grundzüge anthroposophischer Frühgeborenenmedizin verdanken wir Dr. Rene Madeleyn, dem Kinderarzt am Gemeinschaftskrankenhaus in Herdecke. Seit vielen Jahren werden dort in der Kinderabteilung auch Frühgeborene behandelt. Es sind im Wesentlichen diejeni-

gen, die in der geburtshilflichen Abteilung von Herdecke entbunden werden. Diese Frühgeborenenstation ist relativ klein; es sind nie mehr als zwei Kinder, die eine intensivmedizinische Behandlung benötigen. Es gibt sogar Zeiten, da muss kein einziges Kind beatmet werden. Das schafft eine gewisse Atmosphäre der Ruhe, die auf vielen großen Intensivstationen fehlt.
Die Grundgedanken der Anthroposophie beeinflussen auch die Art, wie Frühgeborene behandelt werden. Die Anthroposophie fasst den Menschen als eine Einheit von Leib, Seele und Geist auf. Den Leib stellen wir als Eltern, beginnend mit der Zeugung, dem Kind zur Verfügung. Dieses zieht mit seinem »Seelisch-Geistigen« darin ein, verbindet sich mit ihm, »verkörpert« sich. Die Welt, aus der die seelischen und geistigen Bereiche des Kindes kommen, wird die »geistige Welt« genannt. Die Kinder bezeichnen sie einfach als »Himmel«, und sie wissen meistens, wenn sie davon sprechen, ganz gut, dass er ihre eigentliche Heimat ist. Somit wird das Kind zwar durch die Kräfte der Vererbung und später durch Umwelteinflüsse geprägt, gestaltet aber darüber hinaus sein eigenes individuelles Schicksal von dem Moment an, wo es seinen Weg zu einem Elternpaar findet.
Quasi als ein Fremdling wird das Kind in die sinnlich erfahrbare Welt hineingeboren. Lange und in hohem Maße ist es abhängig von der Fürsorge und Liebe seiner Eltern oder anderer Bezugspersonen. Die lange Zeit der Abhängigkeit hat allerdings für das Kind nicht nur Nachteile. Dadurch, dass es so spät erst »fertig« ist, ist es auch besonders lange lernfähig, kann es eine geistige Entwicklung durchmachen, die den früh sich vom Muttertier emanzipierenden Tieren versagt ist.
Wird nun ein Kind als Frühgeborenes in die Welt geboren, so steigt seine Abhängigkeit von der Umwelt. Oft müssen jetzt technische Hilfsmittel Ersatz leisten, der Inkubator für die wärmende Hülle des Mutterleibes, Infusionen für die Blutgefäße der

Nabelschnur. Die Technik schiebt sich einerseits lebensrettend, andererseits bedrohlich zwischen Mutter und Kind, kann sie doch nur äußere Funktionen, niemals jedoch das ersetzen, was die Mutter dem Kind seelisch gibt, indem sie sich ihm innerlich zuwendet. Jede Mutter kommt in einen inneren Konflikt, wenn sie ihr Kind, das eigentlich noch zu ihr, in ihren Leib gehört, schutzlos der Technik ausgeliefert sieht.

Hilfreich in dieser Zeit kann vielleicht der Hinweis Rudolf Steiners sein, dass das kleine Kind mit seinem »Seelisch-Geistigen« noch weitgehend außerhalb seines Leibes, in seiner Umgebung lebt und während der ersten Lebensjahre erst allmählich in ihn einzieht, ihn ergreift. Für das Frühgeborene gilt das in besonderem Maße.

Konkret heißt das, dass das Frühgeborene alle pflegerischen, medizinischen Maßnahmen, die mit ihm durchgeführt werden, nicht nur besonders intensiv erlebt, es ist auch stark vom seelischen Leben seiner Umgebung betroffen. Wir merken das nur deshalb so wenig, weil das Baby sein Erleben noch kaum äußern kann. Dadurch sind die Gefühle der Mutter, des Vaters, des Pflegepersonals gerade für das Frühgeborene besonders wichtig. Andererseits wirkt die Angst vor der Technik, vor Komplikationen in besonderem Maße lähmend auf die Eltern. Hier hilft das Gespräch mit der Schwester und dem Arzt, und diese müssen bereit sein, die Eltern im Auf und Ab der Stimmungen zu begleiten.

In Herdecke wird versucht, durch verschiedene äußere Maßnahmen der Tatsache gerecht zu werden, dass das Frühgeborene besonders empfindlich auf seine Umgebung reagiert:

• Die Frühgeborenen, vor allem die sehr kleinen, werden auf ein Schaffell gelegt. Es gibt waschbare Felle, die mit einem Tuch bedeckt werden können, wenn das Kind noch keine Windeln hat. Man hat die Erfahrung gemacht, dass diese Kinder ruhiger

sind und besser zunehmen als die, die auf einer härteren Unterlage liegen.
• Das Kind wird vor allen unnötig starken Reizen geschützt. Grelles Licht wird nur für wenige medizinische Maßnahmen wie das Anlegen einer Infusion oder die kurze Beurteilung der Haut benötigt. Deshalb wird in Herdecke das Licht möglichst oft abgedunkelt. Dazu verwendet man rosa gefärbte Seidenschleier, die über den Kopfteil des Inkubators gelegt werden können. Auch vor akustischen Reizen wird das Kind geschützt. Ein Monitor muss nicht ständig durch akustische Signale den Puls angeben, es reicht, wenn er bei kritischen Pulsabfällen Alarm gibt.
• Die moderne Intensivmedizin bedingt eine Vielzahl unangenehmer und schmerzhafter Maßnahmen für den Säugling. So wird in manchen Kliniken immer noch routinemäßig bei Kindern mit einer Atemstörung alle zwei Stunden Blut abgenommen. In Herdecke wägen die Ärzte bei jeder derartigen Maßnahme sorgfältig ab, ob die schmerzhaften Erlebnisse in einem Verhältnis zum Nutzen für das Kind stehen und ob sie sich nicht zum Teil durch gute Beobachtung erübrigen ließen.
• Die Haut des Frühgeborenen benötigt eine besonders sorgfältige Pflege. Sie ist wesentlich dünner als die des reifen Neugeborenen. Das Unterhautfettgewebe ist noch kaum vorhanden. Deshalb müsste eigentlich jedes Frühgeborene in dicke, wärmende Hüllen eingepackt werden. Ein Unterhemd aus Wolle leistet zur Regulierung des Wärmehaushaltes gute Dienste. Nicht immer können die Kinder, wenn sie intensivmedizinisch behandelt werden, angezogen werden. Dann vermitteln Tücher, die eine Decke ersetzen, Strümpfe, Hemdchen, Mützen auch dem Kind im Brutkasten ein stärkeres Gefühl der Geborgenheit. Zur Pflege des Tastsinnes, des Körpergefühls, der Wärmeregulierung haben sich in Herdecke regelmäßige Einreibungen des ganzen Körpers oder der Extremitäten bewährt. Allgemein stärkend wirkt eine

Massage mit Mandelöl, dem ein Tropfen ätherisches Rosenöl beigemischt wird. Beruhigend wirkt zehnprozentiges Lavendelöl, gut bei Blähungen eine Baucheinreibung mit fünf- bis zehnprozentigem Kümmelöl. Das Einmassieren wird behutsam mit rhythmisch-kreisenden Bewegungen vorgenommen.

In Herdecke wurde bereits vieles verwirklicht, was die Frühgeborenenmedizin »menschlicher« machen kann – nicht nur durch die genannten besonderen Pflegemaßnahmen, vor allem durch die menschliche Einstellung, die dort herrscht. Beeindruckend ist vor allem die Achtung vor dem Leben, und sei es noch so klein und unfähig, sich zu äußern.

An den Schluss meines Buches möchte ich einen Wunschtraum stellen: eine Beschreibung des Ortes, an dem Kinder unter idealen Bedingungen geboren werden können.

Die ideale Geburtsklinik: ein Wunschtraum

Ich stelle mir den Ort, an dem mein Kind geboren wird, anders vor als alles, was ich bisher gesehen habe. Es müsste Geburtshäuser geben, in denen jeder eine herzliche Aufnahme findet, der sich für alles, was mit Elternwerden zusammenhängt, interessiert.

Das Haus steht in der Nähe der Stadt in einem Park. Schatten spendende Bäume, unter denen Bänke stehen, laden zum Verweilen ein. Aber auch für einen richtigen Garten ist ausreichend Platz. Ich stelle ihn mir wie einen alten, zur Besinnung einladenden Klostergarten vor.

Die Ausstattung des Hauses ist in warmen Farben gehalten. Bequeme Sessel und Sofas geben dem Empfangs- und Aufenthaltsraum eine gemütliche, heimelige Atmosphäre. Angrenzend an den Aufenthaltsraum gibt es eine Küche mit einem Essplatz.

Hier lassen sich Kontakte ganz zwanglos knüpfen. Die Atmosphäre des ganzen Hauses ist offen und zugleich behaglich, ohne zu bedrücken. Dieses Haus hat Raum für Leute mit den unterschiedlichsten Vorstellungen, die sich angstfrei ohne Gruppenzwang austauschen können. Hier ist es möglich, auch darüber zu sprechen, dass man vielleicht gar nicht so glücklich über eine Schwangerschaft ist, dass man viel lieber weiterhin in seinem Beruf arbeiten möchte, ohne gleich eine Welle der Ablehnung und Empörung auszulösen.

Ich stelle mir auch vor, dass es in diesem Haus unterschiedliche Angebote zur Geburtsvorbereitung gibt sowie Gruppen- und Einzelgespräche über die verschiedenen Aspekte des Elternwerdens. Der Themenkreis ist sehr weit gefasst. Spirituelle Betrachtungen finden ebenso Eingang wie psychologische. Aber auch die Information über körperliche Veränderungen, Abläufe und Anforderungen kommt nicht zu kurz. Säuglingspflege, Kinderpsychologie und Ernährungsberatung sind ebenfalls Themen für Gesprächsgruppen.

Neben diesen Informations- und Konversationsmöglichkeiten ist die »Körperarbeit« ein weiterer zentraler Punkt. Diesen Teil halte ich für besonders wichtig für Frauen mit psychosomatischen Schwangerschaftsproblemen. Gerade auf sie sollte in der Sprache reagiert werden, in der sie selber »sprechen«. Es gibt verschiedene Methoden, sich für den eigenen Körper zu sensibilisieren, über den Körper auch Blockaden im seelischen Bereich zu lösen. Ich denke hier zum Beispiel an Bioenergetik. Aber auch gezielte Entspannungsübungen halte ich für wichtig, die die Frau bei Bedarf ganz allein zu Hause durchführen kann.

Ebenfalls angeboten wird im Geburtshaus eine Art von mentalem Training, das es ermöglicht, schon zu einem frühen Zeitpunkt spielerisch Kontakt zum Kind aufzunehmen, es wahrzunehmen in seiner Existenz, es zum Beispiel darum zu bitten, sich ganz nach oben zu legen oder sich zu einer bestimmten Seite hin zu bewegen; einfach dadurch, dass Vater oder Mutter die Hand auf den Bauch legen und das Kind mit ihrem ganzen Gefühl umschließen. Der niederländische Therapeut Frans Feldmann hat ein solches Training entwickelt, die »Haptonomie«. Besondere Übungen ermöglichen es, diese Fähigkeiten in sich zu entdecken und damit bewusst umzugehen. Haben die Eltern schon während der Schwangerschaft diesen Kontakt zu ihrem Kind, so wird das die Vorfreude erheblich steigern, und Ängste vor dem Baby werden nicht so stark zum Tragen kommen. Frauen, die auf dieser Ebene eine Verbindung herstellen können, wissen recht zuverlässig über das Befinden des Kindes Bescheid und fühlen sich in ihrer Schwangerschaft sicher.

Das Beratungsangebot geht von einem ganzheitlichen Menschenbild aus. Deshalb arbeiten hier Ärzte, Hebammen, Psychologen und Therapeuten eng zusammen. Jede Frau hat mit »ihrer Hebamme« und »ihrem Arzt« feste Bezugspersonen, die sie durch die gesamte Schwangerschaft begleiten.

Endet die Schwangerschaft nicht mit einer glücklichen Geburt, kommt das Kind zu früh auf die Welt, ist es krank oder stirbt es sogar, so ist das gesamte Team oder auch nur einer von ihnen, zu dem die Eltern schon während der Schwangerschaft einen besonders guten Draht aufgebaut haben, ein hilfreicher Ansprechpartner. Für die Entbindung und stationäre Behandlung stehen kleine Apartments zur Verfügung. Hierhin kann die Frau auch dann für ein paar Tage kommen, wenn sie einmal Abstand von ihrem alltäglichen Leben braucht, sei es, dass sie sich überfordert fühlt oder dass sie in einer Krise steckt. Die Geburtsklinik beweist, dass High-Tech-Medizin und eine angenehme Gestaltung der Räume kein Widerspruch sein muss.

Die Betten sind groß genug, damit auch der Partner darin Platz findet, und es besteht die Möglichkeit, persönliche Dinge mit-

zubringen. Das Licht kann durch einen Dimmer geregelt werden, Wände und Textilien haben warme Naturtöne. Einige Zimmer sind mit allen notwendigen Anschlüssen versehen, die zur Intensivbehandlung von Kind oder Mutter benötigt werden. Luftfeuchtigkeit und -temperatur lassen sich so regeln, dass auch ein besonders kleines und empfindliches Baby für längere Zeit aus dem Brutkasten genommen werden kann. Zwischen zwei Apartments liegt immer ein Babyraum, der mit den Räumen durch jeweils eine Tür verbunden ist. Zum Flur hin ist er durch eine große Scheibe für Schwestern und Ärzte einsehbar. Hier liegen die Kinder immer dann, wenn die Mutter dies wünscht. Sei es, dass sie noch Ruhe braucht oder dass sie einmal Abstand gewinnen möchte, um Kräfte zu sammeln. Mutter und Kind müssen selbst dann nicht auf gemeinsames Kuscheln oder Stillen verzichten, wenn das Kind Gelbsucht hat. In diesem Fall wird UV-Licht über ihrem Bett angebracht und beide brauchen lediglich eine Schutzbrille zu tragen.
Die Brutkästen sind auch nicht mehr einfach nur Geräte, in denen das medizinisch Notwendigste untergebracht ist. Ihre Federung ist weich, damit das Kind bei einem versehentlichen Anstoßen und beim Transport nicht regelrecht durcheinander gerüttelt wird. Statt wie bisher das Kind mit wechselndem Dauerlärm in einer manchmal unerträglichen Lautstärke zu belästigen, sind sie vollkommen geräuschgedämpft. Stattdessen bekommt das Kind im Inkubator ein Band mit Tönen aus dem Mutterleib vorgespielt, das auch in der Lautstärke dem natürlichen Geräuschpegel angepasst ist. An jedem Inkubator ist eine Beleuchtungsmöglichkeit angebracht, damit bei notwendigen Maßnahmen zwar helles Licht zur Verfügung steht, das Kind im Nebeninkubator aber nicht unnötig aufgeschreckt wird. Selbstverständlich ist auch eine Waage eingebaut, was bisher nur bei Inkubatoren für normalgewichtige Säuglinge üblich ist. Das Kind muss dann nicht extra

zum Wiegen herausgenommen werden, eine unnötige Belastung für die Kleinsten, bei denen die ständige Gewichtskontrolle besonders wichtig ist. Außerdem besteht die Möglichkeit, in jeden Brutkasten eine Wassermatratze einzulegen oder eine Hängematte aufzuhängen. In den Inkubatoren riecht es nicht mehr nach Desinfektionsmitteln, da sie nicht mehr durch Einsatz von Chemikalien sterilisiert werden, sondern durch Hitze. Die Kinder liegen auf farbigen Bettlaken, neben ihnen steht ein von den Eltern ausgesuchtes Püppchen, eine Spieluhr oder Ähnliches. Soweit keine medizinisch notwendigen Maßnahmen beeinträchtigt werden, tragen die Kinder immer ein Mützchen und Söckchen und sind bedeckt mit einer leichten Decke. Handschuhe tragen die Kinder in dieser Klinik nicht; sie hätten so immer die Möglichkeit, den Daumen in den Mund zu nehmen, um daran zu saugen. Eine gute Beobachtung des Kindes und erfahrenes Personal, das in der Lage ist, auch eine herausgerissene Sonde schnell zu wechseln, werden dies alles ermöglichen. Schon bald liegen die Kinder nicht mehr nackt in dem Kasten, sondern werden angezogen. Die Eltern haben die Möglichkeit, dem Kind eigene Kleidung von zu Hause mitzubringen.

Wird in dieser Klinik ein Kind zu früh auf die Welt gebracht, so verschwindet es nicht sofort. Das Entbindungszimmer ist durch eine Schiebetür mit einem Raum verbunden, in dem alle erforderlichen Maßnahmen und Untersuchungen stattfinden. Ist bei einem sehr kleinen Kind die erforderliche Erstversorgung durchgeführt und die Mutter ebenfalls versorgt, so kann ihr Bett neben den Inkubator geschoben werden. Hier werden Mutter und Kind in den ersten Stunden nach der Geburt gemeinsam betreut. Anschließend kommen sie, je nach Wunsch und Zustand von Mutter und Kind, entweder in ein gemeinsames Zimmer, oder der Winzling wird zunächst ins Babyzimmer gelegt. Die beiden sind ja auch dann nur durch eine Tür getrennt, und der Vater kann immer wieder nach dem Kind schauen und der Mutter berichten. Selbstverständlich ist der Vater oder ein anderer vertrauter Mensch auch bei einer Kaiserschnittentbindung dabei. Stellt sich nach der ersten Untersuchung heraus, dass das Kind keine intensivmedizinische Betreuung braucht, so können es Mutter oder Vater sofort in den Arm nehmen. In einigen Fällen wird es nötig sein, das Kind an einen Herz-Atem-Monitor anzuschließen, was das erste Glück zu dritt aber nur unwesentlich beeinträchtigt. In vielen Fällen ist selbst das noch nicht einmal nötig, wenn ein erfahrener Kinderarzt oder eine Schwester das Kind regelmäßig beobachtet.

Die Betreuung der Kinder wird von Eltern, Schwestern und Ärzten gemeinsam übernommen. Sie stehen in engem Kontakt zueinander, und jeder ist genauestens über Fortschritte, Rückschläge und Verhalten des Kindes informiert. So ist dann jeder für jeden ein wichtiger Gesprächspartner, der seine Beobachtungen und Eindrücke dem anderen mitteilt, was letztlich eine individuellere Behandlung ermöglicht. So wird nicht einfach nach starren Richtlinien gehandelt, sondern alle Gegebenheiten haben Einfluss auf Entscheidungen. Es heißt dann auch nicht einfach: »Bis ein Kind 2.000 Gramm wiegt, muss es im Inkubator liegen.« oder »Wir entlassen grundsätzlich erst Kinder, die mindestens 2.500 Gramm wiegen.« Ob der Säugling vom Inkubator in ein Wärmebettchen umziehen kann, wird von seinem Allgemeinzustand abhängig gemacht. Kann er selbständig atmen, seine Temperatur halten und benötigt er keinen zusätzlichen Sauerstoff mehr, so wird er schon früher in einem Wärmebettchen liegen, besonders dann, wenn die Mutter bereit ist, ihn zu sich ins Bett zu nehmen und ihn ganz eng bei sich zu halten, ihn mit dem eigenen Körper zu wärmen. Dann kann es durchaus sein, dass Mütter ihr erst 1.600 Gramm schweres Baby schon bei sich haben, während andere Kinder auch mit 2.000 Gramm noch im

Brutkasten liegen. Ziel wäre es immer, die Kinder so früh wie möglich aus dem Kasten zu nehmen und den Mutter-Kind-Kontakt so früh und so intensiv wie möglich zu gestalten. Auch der Heimweg ist nicht mehr an die magische 2.500-Gramm-Grenze gekoppelt. Nicht das Gewicht ist entscheidend bei der Entlassung, sondern die Stabilität des Kindes und die Sicherheit der Mutter im Umgang mit dem Baby. Unter bestimmten Voraussetzungen ist es denkbar, dass auch schon Kinder mit 1.900 Gramm ihren Heimweg antreten.

Bei der Behandlung der Kinder werden nicht nur medizinische Notwendigkeiten berücksichtigt. Einreibungen mit ätherischen Ölen und sanfte Massagen zur Durchblutungsförderung oder bei Blähungen stehen ebenso auf dem Programm. Darüber hinaus können Eltern therapeutisch wirkende Berührungen erlernen, mit denen sie dem Kind helfen, sich völlig zu entspannen, sich sicher und geborgen zu fühlen. Mit Berührungen, wie sie von der Haptonomie angewendet werden, ist dies zum Beispiel möglich. Auch Ärzte und Schwestern hätten diese Fähigkeit aktiviert. Dem Kind könnten mit Hilfe dieser therapeutischen Berührungen auch schmerzhafte Behandlungen erträglicher gemacht werden.

Kann oder will die Mutter nicht bis zur Entlassung des Kindes bei ihm in der Klinik bleiben, so ist es natürlich auch möglich, dass sie das Kind jeden Tag besucht, sich vielleicht mit ihm in einen Schaukelstuhl setzt und kängurut. Sind größere Kinder in der Familie, so können auch sie mitkommen. Eine Spielecke wird für sie die Klinikbesuche kurzweilig gestalten. Möchte die Mutter dann zwischendurch oder kurz bevor das Kind nach Hause kommt doch für einige Zeit in der Klinik bleiben, so ist auch dies möglich.

Wahrscheinlich werden nur wenige Frauen Stillprobleme haben, wenn sie auf diese Weise betreut werden und Kontakt zum Kind haben können. Für Fragen und Hilfestellungen sind natürlich dennoch Schwestern da. Sie vermitteln auch den Kontakt zu anderen Frühchenmüttern, die es schon erfolgreich geschafft haben, ihre Kinder voll zu stillen. Andererseits wird natürlich kein Stillzwang auf die Frauen ausgeübt. Jeder kann und soll sich auch in dieser Beziehung so entscheiden, wie es ihm entspricht. Die Klinik bietet ferner ein Nachsorgeprogramm an. So können die Eltern nach der Entlassung weiterhin den Kinderarzt aufsuchen, der ihr Kind bisher betreut hat. Die Gewissheit, dass sie Tag und Nacht in der Klinik anrufen können, wird den Eltern in den ersten wirren Tagen zu Hause eine große Hilfe sein. Die Klinikärzte arbeiten eng mit Kinderärzten in der Umgebung zusammen, so dass ein reger Gedanken- und Erfahrungsaustausch möglich ist. Eine Familientherapeutin wird nach der Entlassung Ansprechpartner bei Problemen sein und kommt auch nach Hause, wenn es erforderlich ist. Familien, die vielleicht ein behindertes Kind haben oder deren Kind gestorben ist, werden noch für einige Zeit von Mitarbeitern der Klinik besonders intensiv betreut.

Dass dieses Bild einer idealen Klinik kaum eine Chance auf Verwirklichung hat, obwohl alles, was ich hier erwähnt habe, schon durchführbar wäre und zum Teil bereits an einzelnen Kliniken praktiziert wird, weiß ich sehr gut. Vielleicht finden aber Menschen, die geburtshilflich oder in der Frühgeborenenbetreuung tätig sind, einige Anregungen, die sie schon jetzt in ihrer täglichen Arbeit realisieren können. Manches wäre so einfach und ohne großen Kostenaufwand in jedem Klinikbetrieb machbar. Dies zeigen nicht zuletzt meine genannten Beispiele. Engagierte Eltern, die sich zu Initiativgruppen zusammenfinden, können den Weg zu Veränderungen erheblich verkürzen.

Worterklärungen

Eltern von Frühgeborenen werden mit einer Fülle von medizinischen Fachbegriffen konfrontiert. Damit Sie sich in diesem Sprachdschungel einigermaßen zurechtfinden, werden im Folgenden die wichtigsten Begriffe erklärt; auch einige, die im Buch sonst keine Erwähnung finden. Doch das Gespräch mit dem Arzt wird dadurch keinesfalls überflüssig. Scheuen Sie sich nicht, Fragen zu stellen, denn es gibt keine dummen Fragen, nur dumme Antworten.

Absaugen
Einführen eines feinen Schlauches zum Absaugen von Flüssigkeit aus den Luftwegen oder von verschlucktem Fruchtwasser oder Blut aus dem Magen. Absaugen ist bei fast allen Frühgeborenen und manchmal auch bei termingerechten Babys direkt nach der Geburt unerlässlich.

Albuminurie
Das Vorkommen einer bestimmten Eiweißfraktion, des Albumins, im Urin. Diese auch als Proteinurie bezeichnete Erscheinung ist ein Symptom verschiedener Erkrankungen in der Schwangerschaft, insbesondere der EPH-Gestose.

Alveolen
Die kleinsten bläschenartigen Unterkammern der Lunge. Dort findet der Übergang von Sauerstoff (O_2) aus der Atemluft ins Blut und die Abgabe von Kohlendioxid (CO_2) aus dem Blut in die Ausatmungsluft statt. Beim Frühgeborenen sind die Lungenbläschen noch nicht ausgereift. Das erschwert den Gasaustausch. Siehe auch Surfactant.

Aminosäuren
Kleinste Bausteine von Eiweiß. Bestimmte essentielle Aminosäuren müssen dem Körper unbedingt in ausreichender Menge mit der Nahrung zugeführt werden, da sie der menschliche Organismus nicht selbst herstellen kann.

Anämie
Auch als Blutarmut bezeichneter Mangel an roten Blutkörperchen. Tritt bei Frühgeborenen häufig auf, weil das unreife Knochenmark noch nicht in ausreichendem Maß rote Blutkörperchen produzieren kann. Durch Bluttransfusionen wird in der Klinik dieser Mangel ausgeglichen. Nach der Entlassung werden häufig Eisenpräparate verordnet, um die Neubildung roter Blutkörperchen zu unterstützen.

Anurie
Schwere Störung der Niere, bei der (vorübergehend) kein Urin produziert wird.

Apgar-Test
Von der australischen Kinderärztin Virginia Apgar entwickeltes Schema zur Beurteilung des Gesundheitszustands von Neugeborenen. Der Apgar-Test wird weltweit eingesetzt und gilt als allgemein verbindlicher Maßstab. *Siehe auch* Seite 35.

Apnoe
Atemstillstand, Unterbrechung der regelmäßigen Atmung. Apnoen haben in der Regel ihre Ursache in der Unreife des Atemzentrums.

Asphyxie
Akuter Sauerstoffmangel und hoher Kohlendioxidgehalt im Blut.

Aspiration
Einatmen von flüssigen oder festen Stoffen in die Lunge. In der Medizin wird auch das Absaugen von Luft oder Flüssigkeiten aus Körperhöhlen als Aspiration bezeichnet.

Atelektase
Begrenzter Bezirk der Lunge, der nicht entfaltet oder zusammengefallen ist.

Atemnotsyndrom
Sammelbezeichnung für alle Erscheinungen, die die Atmung beim Frühgeborenen erschweren und Sauerstoffmangel hervorrufen. *Siehe auch* Hyalines Membransyndrom.

Azidose
Anormal hoher Säurewert im Blut. Tritt vor allem dann auf, wenn die Abgabe von Kohlendioxid oder die Aufnahme von Sauerstoff über die Lunge gestört ist.

Beatmung
Unterstützung oder vollständige Übernahme der Atemfunktion durch ein Beatmungsgerät.

Beatmungslunge
Siehe Bronchopulmonale Dysplasie.

Bilirubin
Abbauprodukt des roten Blutfarbstoffs (Hämoglobin) mit gelbroter Farbe. Verursacht die Verfärbung der Haut bei der Neugeborenen-Gelbsucht. Bei vielen Frühgeborenen und auch bei manchen termingerechten Kindern ist ein bestimmtes Enzym nicht in ausreichendem Maß vorhanden, das zum Abbau des Bilirubins notwendig ist. Es kommt dann zu einer nicht ansteckenden Gelbsucht. Fototherapie kann den Bilirubinspiegel im Blut senken.

Blutaustauschtransfusion
Behandlungsmethode bei einer schweren Blutgruppenunverträglichkeit. Dabei werden dem Baby kleine Portionen Blut abgenommen und sofort durch Spenderblut ersetzt. Auf diese Weise wird das Blut des Kindes innerhalb von drei bis vier Stunden etwa dreimal ausgetauscht (z.B. Rhesusfaktor).

Blutbild
Laboruntersuchung, bei der die einzelnen Bestandteile des Blutes untersucht werden. Menge und Verhältnis von roten und weißen Blutkörperchen sowie Blutplättchen werden bestimmt.

Blutgasanalyse
Untersuchung des Blutes auf die Gasspannung von Sauerstoff (O_2) und Kohlendioxid (CO_2). Beim Frühgeborenen kommt es darauf an, diese Werte innerhalb eines engen Rahmens konstant zu halten, um Schädigungen zu vermeiden. Die Blutgasanalyse wird ergänzt durch die laufende Überwachung von Sauerstoff- und Kohlendioxidspannung.

Bonding
Nach Ansicht mancher Wissenschaftler für mütterliches und kindliches Verhalten entscheidende Phase des Kontakts unmittelbar nach der Geburt.

Bradykardie
Zeitweises Absinken des Herzschlages beim Frühgeborenen unter 120 pro Minute. Kann die Folge einer Apnoe (Atempause) sein. Normalerweise liegt der Puls eines Frühgeborenen zwischen 120 und 160 pro Minute.

Bronchopulmonale Dysplasie
Lungengewebsveränderung bei Frühchen in Folge von Unreife, Sauerstoffwirkung, Beatmungsdruck und Infektion. Bedingt unter Umständen eine länger andauernde Beatmung und/oder Sauerstoffzufuhr.

Cerclage
Behandlungsmethode bei drohender Frühgeburt oder Cervixinsuffizienz. Mit einem Faden wird der Muttermund verschlossen.

Cerebralparese (CP)
Lähmung, Spastik nach frühkindlichen Hirnschäden (Sauerstoffmangel, Blutung).

Cervixinsuffizienz
Schwäche des Gebärmutterhalses. Begünstigt Frühgeburten.

CPAP (Continuous Positive Airway Pressure)
Atemhilfe. Wenn das Baby selbst atmen kann, wird es zunächst noch durch einen konstanten leichten Überdruck in den Atemwegen unterstützt. Der Überdruck verhindert das Zusammenfallen der Lungenbläschen und regt die Atmung an.

CTG (Cardiotokogramm)
Bei einem CTG werden der Herzschlag des Kindes und die Wehentätigkeit der Mutter aufgezeichnet. Aus der Aufzeichnung über einen längeren Zeitraum (mindestens eine halbe Stunde) kann der Arzt wichtige Rückschlüsse auf den Zustand des Kindes ziehen.

Depression
Im Zusammenhang mit Neugeborenen bezeichnet dieser Begriff das Absinken der Körperfunktionen unmittelbar nach der Geburt. Bei einem Apgar-Wert zwischen 4 und 6 sprechen die Ärzte von einer leichten Depression, ein Apgar-Wert zwischen 0 und 3 bezeichnet eine schwere Depression.

Dezeleration
Absinken der Herzschlagfrequenz des ungeborenen Babys im Mutterleib während oder kurz nach einer Wehe. Starke Dezelerationen veranlassen den Frauenarzt, die Geburt einzuleiten oder schneller zu beenden.

Ductus arteriosus
Blutgefäß, das beim ungeborenen Baby Körperschlagader und Lungenarterie miteinander verbindet. Durch diesen »Kurzschluss« wird die Durchblutung der Lunge im Mutterleib stark vermindert. Normalerweise schließt sich dieses Blutgefäß kurz nach der Geburt von selbst. Bei Frühgeborenen schließt sich der Ductus arteriosus oft erst später. Manchmal ist dazu auch eine Operation oder spezielle, aber nicht ungefährliche medikamentöse Behandlung erforderlich.

Dünndarmatresie – Dünndarmstenose
Angeborener Verschluss (Atresie) oder Verengung (Stenose) des Dünndarms. Muss frühzeitig operiert werden, um Lebensgefahr abzuwenden und eine normale Ernährung des Babys möglich zu machen.

Duodenalsonde
Weicher Kunststoffschlauch, der durch Nase, Speiseröhre und Magen direkt in den Zwölffingerdarm (Duodenum) führt. Wenn der Magen des Frühchens noch nicht in der Lage ist, ausreichende Nahrungsmengen aufzunehmen, kann über die Duodenalsonde zusätzlich Nahrung zugeführt werden.

Dyspepsie
Brechdurchfall. Führt leicht zu starkem Flüssigkeits- und Salzverlust. Besonders Frühgeborene und kleine Säuglinge sind dadurch gefährdet. Deshalb sollte immer der Kinderarzt verständigt werden.

Echokardiographie
Untersuchung des Herzens mittels Ultraschall. Dient vor allem der Früherkennung von Herzfehlern.

EEG (Elektroenzephalogramm)
Aufzeichnung der Hirnströme. Dient zur Diagnose und Überprüfung der Therapie bei Schädigungen der Hirnzellen und bei Krampfanfällen.

EKG (Elektrokardiogramm)
Aufzeichnung der Herzaktivität durch Erfassung der elektrischen Ströme, die vom Herzmuskel ausgehen. Dient zur Überwachung bei der Intensivbehandlung und zur Erkennung von Herzfehlern.

Elektrolyte
Zum Beispiel Natrium, Kalium, Calcium und Chlor. Bei einem Mangel an Elektrolyten werden zahlreiche Stoffwechselvorgänge beeinträchtigt.

Endotracheale Intubation
Einführen eines weichen Plastikschlauches (Tubus) in die Luftröhre (Trachea) zur Beatmung.

Enzyme
Eiweißstoffe, die im Organismus Stoffwechselvorgänge fördern oder steuern. Das Frühgeborene kann noch nicht alle Enzyme in ausreichendem Maß bilden. Deshalb laufen manche Stoffwechselvorgänge langsamer ab. Ein Beispiel ist die Hyperbillirubinämie.

EPH-Gestose
Krankheit, die nur in der Schwangerschaft auftritt. Sie äußert sich durch Wasseransammlungen (Ödeme) besonders in den Beinen, Eiweißausscheidungen im Urin, Albuminurie und hohen Blutdruck (Hypertonie). Eine Schwangerschaft mit einer EPH-Gestose ist immer eine Risikoschwangerschaft. Für das Kind müssen alle Vorkehrungen getroffen werden, damit es nach der Geburt optimal versorgt wird.

Epiduralanästhesie
Lokale Betäubung durch eine Spritze ins Rückenmark. Wird sowohl bei normalen Geburten als auch beim Kaiserschnitt angewendet. Die Frau bleibt bei Bewusstsein und kann deshalb sofort nach der Geburt ihr Kind sehen. Außerdem erholt sie sich in der Regel schneller als nach einer Vollnarkose.

Erythrozyten
Rote Blutkörperchen. Sie sind für den Sauerstofftransport im Blut verantwortlich. *Siehe auch* Anämie.

Exspiration
Ausatmung

Extubation
Entfernung des Tubus aus der Luftröhre. Jetzt muss das Baby vollkommen allein atmen.

Fetal Distress
Sammelbezeichnung für Gefahrenzustände, die einem Baby vor und während der Geburt drohen.

FiO_2
Sauerstoffkonzentration in der Beatmungsluft. Normale Raumluft hat einen Sauerstoffanteil von 21 Prozent.

Flüssigkeitslunge
Im Mutterleib ist die Lunge des Kindes mit Flüssigkeit gefüllt. Bei einer normalen Geburt wird die Lunge im Geburtskanal zusammengepresst und ein Teil der Flüssigkeit herausgepresst. Der Rest wird später vom Lungengewebe aufgenommen. Bei Kaiserschnittentbindung fehlt dieser Vorgang. Deshalb ist es oft notwendig, das Kind abzusaugen, weil sonst Atmungsprobleme entstehen können.

Fontanelle
Knochenlücke zwischen den Schädelknochen des Neugeborenen. Die Fontanellen schließen sich im Laufe der ersten beiden Lebensjahre.

Gestationsalter
Schwangerschaftsdauer: Zeit in Wochen seit Beginn der letzten Menstruationsblutung.

Gestose
Siehe EPH-Gestose.

Glukose
Traubenzucker. Hauptbestandteil der Nährlösungen. Kann vom Körper unmittelbar aufgenommen und verbrannt werden.

Guthrie-Test
Routineuntersuchung auf bestimmte Krankheiten wie z.B. Stoffwechsel- und Schilddrüsenstörungen. Dazu wird dem Baby am fünften Lebenstag etwas Blut entnommen.

Hämangiom
Blutschwämmchen oder Storchenbiss. Gutartige Gefäßgeschwulst, die meist im Laufe der ersten Lebensjahre verschwindet.

Hämoglobin
Roter Blutfarbstoff. Nimmt den Sauerstoff in den Lungenbläschen auf und gibt ihn in den Körperzellen wieder ab. Zur Bildung von Hämoglobin ist Eisen erforderlich. *Siehe auch* Anämie.

Hämolyse
Beschleunigter Zerfall der roten Blutkörperchen. Kann durch Blutgruppenunverträglichkeit, Giftstoffe oder Medikamente ausgelöst werden.

Hirnblutung
Häufig bei sehr unreifen Frühgeborenen. Zerstört u.U. Hirngewebe und kann zum vorübergehenden oder bleibenden Wasserkopf (Hydrozephalus) führen. Auch bleibende Hirnschäden können folgen (Spastik).

Hyalines Membransyndrom
Bildung von Membranen auf der Oberfläche der Lungenbläschen infolge Unreife. Die Membranen behindern den Gasaustausch. Es beginnt in der Regel nach etwa drei bis vier Tagen auszuheilen. Ursache: Surfactant-Mangel. *Siehe auch* Atemnotsyndrom.

Hydrozephalus
Ansammlung von Gehirnwasser (Liquor) in den erweiterten Hirnhöhlen (Ventrikeln). Ist bei Frühgeborenen in der Regel die Folge einer Hirnblutung, die den natürlichen Abfluss des Liquor behindert. Dadurch steigt der Druck im Schädelinneren, und Teile des Gehirns können geschädigt werden. Die Prognose kann durchaus gut sein, oft ist operative Drainage notwendig.

Hyper-/Hypo-
Die Vorsilbe Hyper- kennzeichnet ein »mehr« oder »über« eines bestimmten Stoffes, die Vorsilbe Hypo- ein »weniger« oder »unter«.

Hyperbilirubinämie
Neugeborenengelbsucht, hervorgerufen durch eine erhöhte Ansammlung von Bilirubin im Blut.

Hyperglykämie
Erhöhter Blutzuckerspiegel

Hyperoxie
Zu hoher Sauerstoffgehalt im Blut. Kann Schäden an der Netzhaut des Auges verursachen. Durch die Weiterentwicklung der Sensortechnik in den letzten Jahren und die ständige Überwachung der Blutgaswerte ist die Gefahr einer Hyperoxie stark zurückgegangen.

Hypoglykämie
Zu niedriger Blutzuckerspiegel. Tritt bei Neu- und Frühgeborenen häufig in den ersten Stunden nach der Geburt auf.

Ileus
Darmverschluss

Immunglobuline
Körpereigene Abwehrstoffe. Sie werden dem Neugeborenen zum Teil von der Mutter mitgegeben. Dieser »Nestschutz« bewahrt das Baby vor den Kinderkrankheiten Masern, Röteln, Mumps und Windpocken, wenn die Mutter selbst diese Krankheiten durchgemacht hat. Weitere Immunglobuline sind in der Vormilch (Kolostrum) enthalten.

Indomethacin
Medikament zur Behandlung des offenen Ductus arteriosus. Der Ductus wird durch eine körpereigene Substanz, das Prostaglandin, offen gehalten. Indomethacin hemmt die Bildung von Prostaglandin. Oft muss jedoch trotz der Behandlung mit Indomethacin noch operiert werden.

Inkubator
Brutkasten

Inspiration
Einatmung

intramuskulär
Injektion in einen Muskel

intravenös
Injektion direkt in eine Vene

Intubation
Siehe Endotracheale Intubation.

IPPV (Intermittent Positive Pressure Ventilation)
Beatmung durch regelmäßige Atemstöße mit einem Gerät oder Beatmungsbeutel.

IV
Abkürzung für intravenös

Kephalhämatom
Bluterguss am Kopf zwischen Schädelknochen und Knochenhaut. Tritt auf durch Gefäßzerreißungen während der Geburt. Heilt meist ohne Komplikationen ab.

Knochenbruch
Häufig sind während schwieriger Entbindungen Schlüsselbein-, Oberschenkel- und Arm-Brüche möglich. Auch bei Rachitis.

Kontamination
In der Medizin Verunreinigung von Gegenständen oder Lösungen durch Bakterien und Viren. Der Begriff wird sonst häufig im Zusammenhang mit Radioaktivität gebraucht. Bezeichnet dort die Verunreinigung von Gegenständen mit radioaktivem Material.

Kopfumfang
Der Kopfumfang ist ein wichtiges Maß für die Entwicklung des Kindes im Mutterleib und nach der Geburt. Die Kontrolle des Kopfumfangs gibt dem Arzt bei der Ultraschalluntersuchung die

Möglichkeit, Entwicklungsstörungen frühzeitig zu erkennen. Beim Frühgeborenen kann durch die regelmäßige Überprüfung des Kopfumfangs ein beginnender Hydrozephalus erkannt werden.

Krippentod
Bezeichnung für den Plötzlichen Kindstod

Lanugo
Behaarung am Körper des ungeborenen Babys. Verschwindet normalerweise vor der Geburt. Bei Frühgeborenen ist die Lanugo-Behaarung oft noch vorhanden.

Leistenbruch (Leistenhernie)
Lücke in der Bauchwand im Bereich der Leiste. Ist bei Frühgeborenen häufig angeboren. Durch den Bruch kann der Darm nach außen treten. Da die Gefahr besteht, dass der Darm eingeklemmt wird, muss ein Leistenbruch heute schon sehr früh operiert werden. Bei Frühgeborenen wird die Operation in der Regel kurz vor der Entlassung aus dem Krankenhaus vorgenommen.

Leukozyten
Weiße Blutkörperchen. Wirken als »Gesundheitspolizei« im Körper, indem sie Bakterien und andere Fremdkörper »verschlingen«. Ein erhöhter Anteil an Leukozyten im Blut ist ein Anhaltspunkt für eine Infektion.

Liquor
Gehirnwasser, das sich in den Hirnhohlräumen (Ventrikel) bildet und in den Rückenmarkkanal abfließt. Ist dieser Abfluss gestört, kommt es zum Hydrozephalus.

Listeriose
Infektionskrankheit, die durch Tiere übertragen wird. Beim Erwachsenen verursacht sie meist relativ harmlose Erscheinungen. Wird das ungeborene Kind infiziert, stirbt es meist vor der Geburt oder es hat oftmals geistige Entwicklungsstörungen.

Membransyndrom
Siehe Hyalines Membransyndrom.

Monitor
Sammelbezeichnung für die Geräte, mit denen beim Frühgeborenen Körperfunktionen wie Atmung und Puls oder auch Blutgaswerte überwacht werden.

Nabelbruch (Nabelhernie)
Kreisrunde Lücke in der Bauchdecke, die meistens schon kurz nach der Geburt vorhanden ist. Manchmal drängen sich Bauchfell oder Darmanteile durch die Lücke in den Nabelbruchsack. In den ersten beiden Lebensjahren bildet sich ein Nabelbruch meistens von allein zurück, so dass nur in seltenen Fällen eine Operation notwendig wird.

Nabelvene
Das größte Blutgefäß der Nabelschnur. Verödet einige Zeit nach der Geburt. Bei der Intensivbehandlung wird die Nabelvene zum Anlegen von Infusionen und zum Einführen von Herzkathetern genutzt.

Nekrotisierende Enterokolitis (NEC)
Schwere Dammerkrankung, die besonders unreife Babys befällt. Die Darmwand wird durchlässig für Keime, die dann eine Sepsis auslösen können. Als bester Schutz dagegen gilt die Ernährung mit Muttermilch auch bei kleinen Frühchen.

Neonatologie
Spezieller Zweig der Kinderheilkunde, der sich mit den Ereignissen in den ersten Stunden und Wochen nach der Geburt befasst. Die gesamte Behandlung von Frühgeborenen fällt in den Bereich der Neonatologie.

Ödem
Wasseransammlung im Gewebe

Oral
Durch den Mund

Parenterale Ernährung
Künstliche Ernährung direkt über Infusionen in die Blutbahn

PEEP (Positive End Expiratory Pressure)
Form der Beatmung, bei der auch während der Ausatemphase ein leichter Überdruck in der Lunge aufrechterhalten wird.

Perfusor®
Infusionsspritzenpumpe der Firma Braun. Es gibt auch Geräte weiterer Hersteller mit anderen Bezeichnungen.

Persistierender Ductus arteriosus (PDA)
Siehe Ductus arteriosus.

Phototherapie
Behandlungsart bei der Neugeborenengelbsucht (Hyperbilirubinämie). Das Baby wird unter eine Lampe gelegt, die kurzwelliges Licht im Grenzbereich zum Ultraviolett abstrahlt. Dadurch wird der Abbau von Bilirubin in der Haut des Babys angeregt.

Physiotherapie
Krankengymnastik. Mit ihrer Hilfe können Bewegungsstörungen, die zum Beispiel durch Schädigungen des Gehirns entstanden sind, erfolgreich behandelt werden. Die »richtigen« Bewegungsabläufe werden durch bestimmte Übungen »eingeschliffen«, die regelmäßig von den Eltern und/oder einer Krankengymnastin durchgeführt werden.

Plazentainsuffizienz
Nachlassen der Plazentafunktion im Laufe der Schwangerschaft. Dabei nimmt die Durchblutung der Plazenta stark ab und das Baby bekommt nicht mehr genügend Nährstoffe. Zu einer Plazentainsuffizienz kann es vor allem bei einer EPH-Gestose kommen. Die Durchblutung der Plazenta geht dabei zurück. Eine Plazentainsuf-

fizienz kann an abfallenden Hormonwerten oder am CTG erkannt werden. Außerdem zeigt die Ultraschalluntersuchung, dass das Wachstum des Kindes nicht mehr normal ist. Bei sehr starker Plazentainsuffizienz wird die Geburt eingeleitet oder ein Kaiserschnitt vorgenommen, um das Kind vor dem »Verhungern« zu retten.

Plazentalösung
Ablösung der Plazenta von der Gebärmutterwand vor der Geburt. Gefährdet das Kind in höchstem Maße, weil es dadurch von der Sauerstoffversorgung abgeschnitten ist. Außerdem kann das Kind verbluten.

Plötzlicher Kindstod
Bisher nicht geklärtes Ereignis im ersten Lebensjahr. Äußerlich gesunde Säuglinge sterben plötzlich während des Schlafes ohne erkennbare Ursache. Frühgeborene sind hier häufiger betroffen.

Pneumothorax
Luftansammlung zwischen Lungenoberfläche und Rippenfell. Entsteht durch das Platzen von Lungenbläschen ohne bekannte Ursache oder bei der Beatmung mit relativ hohem Druck. Die Luftansammlung im Brustkorb behindert die Atmung und mitunter die Kreislauffunktion. Es gibt auch lebensgefährliche Situationen, die einen Eingriff erfordern.

Prostaglandin
Hormonartige, körpereigene Substanz. Verantwortlich für das Offenhalten des Ductus arteriosus beim Ungeborenen.

Proteinurie
Siehe Albuminurie.

Pulsoxymeter
Gerät zur Messung der Sauerstoffsättigung im Unterhautgewebe.

Rachitis
Vitamin-D-Mangel-Krankheit. Vitamin D steuert die Aufnahme von Kalzium aus der Nahrung und den Einbau ins Knochengefüge. Ein Vitamin-D-Mangel löst Wachstumsverzögerungen und Entkalkung der Knochen aus. Zur Vorbeugung werden alle Babys ab der ersten Woche mit regelmäßigen Vitamin-D-Gaben behandelt. In der Regel geschieht das in Kombination mit Fluor zur Härtung der Zähne (D-Fluoretten).

Retinopathia praematurorum
Veränderung der Netzhaut (Retina), der Linse und des Glaskörpers im Auge bei Frühgeborenen. Es kommt zu Vernarbungen und im schlimmsten Fall zur Ablösung der Netzhaut von der Hinterwand des Auges und mitunter zur Erblindung.

Rooming-in
Unterbringung von Mutter und Kind in einem Zimmer. Auch bei Frühgeburten, die keine Intensivpflege benötigen, wäre dieses Verfahren in den meisten Kliniken prinzipiell möglich.

Sectio (caesarea)
Kaiserschnitt

Sepsis
Massive, lebensgefährliche, schleichend oder rasch beginnende bakterielle Infektion, bei der Keime in die Blutbahn eindringen und durch den gesamten Körper getragen werden. Dadurch kann es in den einzelnen Organen zu schweren Schäden kommen. Behandelt wird eine Sepsis durch den massiven Einsatz von Antibiotika.

SIDS – Sudden Infant Death Syndrome
Siehe Plötzlicher Kindstod.

Small for Gestational Age (SGA) oder Small for Date
Kinder, die wesentlich kleiner sind, als es der Schwangerschaftsdauer entspräche, auch als Mangelgeburt bezeichnet. Ursache ist häufig starkes Rauchen der Mutter oder eine Plazentainsuffizienz.

Sonogramm
Siehe Ultraschall.

Surfactant
»Oberflächenbeschichtung« der Lungenbläschen, die verhindert, dass die Lungenbläschen bei der Ausatmung zusammenfallen und verkleben. Frühgeborenen ist die Bildung von Surfactant noch nicht in ausreichendem Maß möglich, deshalb kommt es zum Atemnotsyndrom. Gentechnisch hergestelltes Surfactant wird deshalb von außen zugeführt.

Theophyllin
Medikament, das im Organismus in Koffein verwandelt wird. Es wird eingesetzt, um den Atemrhythmus von Frühgeborenen zu unterstützen und Atempausen (Apnoen) zu verhindern.

Toxoplasmose
Weit verbreitete Infektion bei Mensch und Tier. Etwa 75 Prozent aller erwachsenen Frauen hatten schon einmal eine solche Infektion. Die Erreger finden sich oft in Katzenkot. Infektionsgefahr besteht auch beim Genuss von rohem oder halbrohem Fleisch. Nur wenn eine Frau sich während der Schwangerschaft zum ersten Mal ansteckt, kann das Kind gefährdet werden. In ganz seltenen Fällen kann es zum Tod des Babys oder einer Schädigung seines Gehirns kommen.

Trachea
Luftröhre

Tubus
Dünner, weicher Plastikschlauch, der in die Luftröhre geschoben wird. Siehe auch Endotracheale Intubation.

Ultraschall
Schallwellen oberhalb des menschlichen Hörbereichs. Bei einer Ultraschalluntersuchung wird eine Schallquelle auf die Haut aufgesetzt. Die Reflektionen des Ultraschalls aus dem Körper werden

aufgefangen und auf einem Bildschirm dargestellt. Dadurch lässt sich ein Bild vom Inneren des Körpers gewinnen. Da keine ionisierenden Strahlen (Röntgen, Radioaktivität) eingesetzt werden, ist die Ultraschalluntersuchung nach dem heutigen Stand der Wissenschaft unschädlich. Deshalb gehört sie zu den bevorzugten Untersuchungsmethoden in der Schwangerschaft. Beim Frühgeborenen spielt die Ultraschalluntersuchung eine große Rolle zur Früherkennung und Überwachung von Gehirnblutungen.

Uterus
Gebärmutter

Vagina
Scheide

Ventrikel
Kammern, zum Beispiel im Herz oder im Gehirn

Ventrikelblutung
Hirnblutung, bei der das Blut in die Hirnventrikel eindringt. Kann zum Hydrozephalus führen.

Ventrikeldrainage
Maßnahme zur Verhinderung eines Hydrozephalus.

Zwiemilchernährung
Ernährung sowohl mit Muttermilch als auch mit adaptierter Milch

Verwendete und weiterführende Literatur

Blume, Angelika/Bopp, Annette (Hrsg.): *Das erste Jahr. Das umfassende Handbuch für die junge Familie*, Kösel 1993.

Brüggemann, Jan H.: *Zu früh ins Leben. Was Eltern über Risiko- und Frühgeburt wissen sollten*, Trias 1993.

Carroll, David: *Lasst die Kinderseele wachsen. Ein Elternbuch der spirituellen Erziehung*, Bauer [4]1995.

Ewy, Donna: *Eine glückliche Familie werden. Lebensgestaltung für Paare*, Rowohlt 1995.

Garbe, Werner: *Das Frühchen-Buch. Schwangerschaft, Geburt, das reife Neugeborene, das Frühgeborene. Praktische Tips für Eltern*, Thieme 1997.

Geisel, Elisabeth: *Tränen nach der Geburt. Wie depressive Stimmungen bewältigt werden können*, Kösel 1997.

Goebel, Wolfgang/Glöckler, Michaela: *Kindersprechstunde. Ein medizinisch-pädagogischer Ratgeber. Erkrankungen – Bedingungen gesunder Entwicklung – Erziehung als Therapie*, Urachhaus [12]1997.

Goethe, Johann Wolfgang von: *Faust. Der Tragödie zweiter Teil*, nach Goethes Werk hrsg. im Auftrage der Großherzogin Sophie von Sachsen, Weimar 1887.

Gotsch, Gwen: *Stillen von Frühgeborenen*, (Broschüre), La Leche Liga 1993.

Grof, Stanislav: *Das Abenteuer der Selbstentdeckung. Heilung durch veränderte Bewußtseinszustände. Ein Leitfaden*, Rowohlt 1994.

Grof, Stanislav: *Geburt, Tod und Transzendenz. Neue Dimensionen in der Psychologie*, Rowohlt 1991.

Gross, Werner: *Was erlebt ein Kind im Mutterleib? Ereignisse und Folgerungen der Pränatalen Psychologie*, Herder ³1997.

Jung, Hugo: »Was ist konkret an der Pränatal-Psychologie?« Unveröffentlichtes Referat, gehalten auf der 13. Tagung der Deutschen Gesellschaft für perinatale Medizin, Berlin, 1. bis 4. Dezember 1987.

Kitzinger, Sheila: *Schwangerschaft und Geburt. Das umfassende Handbuch für werdende Eltern,* Kösel ⁹1998.

Kitzinger, Sheila: *Wenn mein Baby weint. Praktische Hilfen und Informationen für Eltern,* Kösel ³1993.

Klaus, Marshall H./Kennell, John H./Klaus, Phyllis H.: *Der erste Bund fürs Leben. Bonding. Die gelungene Eltern-Kind-Beziehung und was Mütter und Väter dazu beitragen können,* Rowohlt 1997.

Klaus, Marshall H./Kennell, John H.: *Mutter-Kind-Bindung. Über die Folgen einer frühen Trennung,* Kösel 1983.

König-Krist, Sabine: *100 Fragen zum Frühgeborenen,* Goldmann 1995.

Langbein, Kurt/ Martin, Hans P./Sichrovsky, Hans/Weiss, Hans: *Bittere Pillen,* Kiepenheuer & Witsch 1983.

Langbein, Kurt/ Martin, Hans P./Weiss, Hans: *Bittere Pillen 1996/98. Nutzen und Risiken der Arzneimittel. Ein kritischer Ratgeber,* Kiepenheuer & Witsch 1996.

Leboyer, Frédérick: *Geburt mit Leboyer.* (Videokassetten). *1 Geburt/2 Sanfte Hände/3 Wellen des Lebens,* Kösel 1985.

Leboyer, Frédérick: *Geburt ohne Gewalt,* Kösel ⁸1995.

Leboyer, Frédérick: *Sanfte Hände. Die traditionelle Kunst der indischen Baby-Massage,* Kösel ¹⁶1997.

Link, Vilma: »Im Urwald hättet ihr beide nicht überlebt ...«. In: Seck-Agthe, Monika/Maiwurm, Bärbel (Hrsg.): *Neun Monate,* Frauenbuchverlag 1981, Neuausgabe bei Kunstmann 1990.

Lothrop, Hannah: *Gute Hoffnung – jähes Ende. Fehlgeburt, Totgeburt und Verluste in der frühen Lebenszeit. Begleitung und neue Hoffnung für Eltern,* Kösel ⁶1998.

Lothrop, Hannah: *Das Stillbuch*, Kösel [23]1998.

Ludington-Hoe, Susan M./Golant, Susan K.: *Liebe geht durch die Haut. Eltern helfen ihrem frühgeborenen Baby durch die Känguruh-Methode*, Kösel 1994.

Montagu, Ashley: *Körperkontakt. Die Bedeutung der Haut für die Entwicklung des Menschen*, Klett-Cotta [8]1995.

Müller-Rieckmann, Edith: *Das frühgeborene Kind in seiner Entwicklung. Eine Elternberatung*, Ernst Reinhard [2]1996.

Odent, Michel: *Die sanfte Geburt*, Lübbe 1990.

Rinnhofer, Heidi (Hrsg.): *Hoffnung für eine Handvoll Leben. Eltern von Frühgeborenen berichten*, H. Fischer 1995.

Rottmann, Gerhard: »Untersuchung über Einstellung zu Schwangerschaft und zur fötalen Entwicklung«. In: Graber, Hans (Hrsg.): *Geist und Psyche*, Kindler 1974.

Row, Elien: *Frühgeborene brauchen Muttermilch. Eine Informationsbroschüre*, Arbeitsgemeinschaft Freier Stillgruppen 1994.

Salk, Lee: »The Effects of Normal Heartbeat Sound on the Behavior of the Newborn Infant: Implications for Mental Health«. Aus einem Papier, das bei der World Federation of Mental Health herausgegeben wurde, Edinburgh 1960.

Sanger, Sirgay: *Schau, ich will dir was sagen! Die wortlose Sprache der Babys*, Kösel 1992.

Schneider, Vimala: *Baby-Massage. Praktische Anleitung für Mütter und Väter*, Kösel [6]1996.

Schulte, F.J., Vortrag auf dem Symposium Bio-psychosoziale Aspekte der Frühgeburt, Düsseldorf, 19. bis 21. Juni 1987.

Sichtermann, Barbara: *Leben mit einem Neugeborenen. Ein Buch über das erste halbe Jahr*, Fischer [19]1996.

Solkoff, Normann: »Effects of Handling on the Subsequent Development of Premature Infants«, *Developmental Psychology*, 1:765, 1969.

Steidinger, Jürgen/Uthicke, Klaus J.: *Frühgeborene. Von Babys, die nicht warten können*, Rowohlt 1989.

Stern, Daniel N.: *Die Lebenserfahrung des Säuglings*, Klett-Cotta ⁴1994.

Stern, Daniel N.: *Mutter und Kind. Die erste Beziehung*, Klett-Cotta ²1994.

Stern, Daniel N.: *Tagebuch eines Babys. Was ein Kind sieht, spürt, fühlt und denkt*, Piper ⁵1997.

Stifter, Adalbert: »Nachgelassenes Blatt«. In: Benedikt, M./Ilornstein; H. (Hrsg.): *Gesammelte Werke*, Bd. 6, Gütersloh 1957.

Stott, Dennis: »Children in the Womb. The Effects of Stress«, *New Society*, Mai 1977.

Tomatis, Alfred: *Klangwelt Mutterleib. Die Anfänge der Kommunikation zwischen Mutter und Kind*, Kösel ²1996.

Verny, Thomas/Kelly, John: *Das Seelenleben des Ungeborenen*, Rogner & Bernhard (1981) ¹⁹1992.

Young, Jeanine: *Frühgeborene. Fördern und pflegen*, Ullstein Mosby o.J.

Zimmer, Katharina: *Das Leben vor dem Leben. Die seelische und körperliche Entwicklung im Mutterleib*, Kösel ⁵1996.

Zimmer, Katharina: *Schritte ins Leben. Die seelische und körperliche Entwicklung von Kleinkindern*, Kösel ²1992.

Zimmer, Katharina: *Das wichtigste Jahr. Die körperliche und seelische Entwicklung im ersten Lebensjahr*, Kösel ⁵1996.

ZurLinden, Wilhelm: *Geburt und Kindheit. Pflege – Ernährung – Erziehung*, Klostermann ¹³1992.

Adressen

Beratung und Hilfe für werdende und junge Eltern

Deutschland:

NAKOS – Nationale Kontakt- und Informationsstelle zur Anregung und Unterstützung von Selbsthilfegruppen, Wilmersdorfer Str. 39, 10627 Berlin, Tel.: 030/31 01 89 60/Fax: 030/31 01 89 70, E-mail: selbsthilfe@nakos.de, Web: www.nakos.de
(Informations- und Aufklärungsmaterial über Selbsthilfegruppen sowie Kontaktadressen von bundesweit tätigen Selbsthilfevereinigungen und solche von professionellen Selbsthilfekontaktstellen auf örtlicher Ebene. Anfragen bitte schriftlich mit einem adressierten und frankierten Rückumschlag – DIN-A4/Euro 1,44 Porto.)

Treffpunkt Schwangere-Mütter-Väter-Babys, Nachbarschafts- und Selbsthilfe-Zentrum (NUSZ) in der U.F.A. Fabrik e.V., Viktoriastr. 10-18, 12105 Berlin, Tel.: 030/75 50 31 46

Mütterzentren Bundesverband e.V., Geschäftsstelle, Müggenkampstr. 30 a, 20257 Hamburg, Tel.: 040/40 17 06 06, Fax: 040/490 38 26, Web: www.muetterzentren-bv.de

Patientenschutz e.V., Postfach 10 26 29, 28026 Bremen, Tel.: 0180/526 28 28, Fax: 0180/523 14 67

CARA Beratungsstelle e.V. – Beratung zu pränataler Diagnostik und bei ungewollter Kinderlosigkeit, Große Johannisstr. 110, 28199 Bremen, Tel.: 0421/59 11 54, Fax: 0421/597 84 95, E-mail: CARA-eV@t-online.de, Web: www.cara-beratungsstelle.de
(Beratung zur vorgeburtlichen Diagnostik [Amniozentese, Ultraschall etc.], um Frauen und ihren Partnern eine reflektierte Entscheidung zu ermöglichen; Begleitung bei dem Weg, für den sie sich entscheiden; Vermittlung von Kontakten, Öffentlichkeitsarbeit, Broschüre: *Schwanger sein – ein Risiko?*)

Tagesmütter, Bundesverband für Kinderbetreuung in Tagespflege e.V., Breite Str. 2, 40670 Meerbusch, Tel.: 02159/13 17, Fax: 02159/20 20, E-mail: tagesmuetterBV@t-online.de, Web: www.tagesmuetter-Bundesverband.de

ISIS – Zentrum für Schwangerschaft, Geburt und Elternschaft e.V., Groner-Tor-Str. 12, 37073 Göttingen, Tel.: 0551/48 58 28, E-mail: isis-goettingen@t-online.de, Web: www.isis-goettingen.de

Bundesarbeitsgemeinschaft »Hilfe für Behinderte« e.V., Kirchfeldstr. 149, 40215 Düsseldorf, Tel.: 0211/31 00 60

GfG – Gesellschaft für Geburtsvorbereitung – Familienbildung und Frauengesundheit – Bundesverband e.V., Antwerpener Str. 43, 13353 Berlin, Tel.: 030/45 02 69 20, Fax: 030/45 02 69 21, E-Mail: gfg@gfg-bv.de, Web: www.gfg-bv.de
(Gegen Einsendung von Euro 1,44 in Briefmarken erhalten Sie eine Informationsbroschüre für werdende Eltern mit einer Liste von GfG-KursleiterInnen »rund um die Geburt« in Ihrer Region. Weiterhin können Sie Informationen anfordern über die von der GfG angebotenen zweijährigen Weiterbildungen zur GfG-Geburtsvorbereiterin bzw. zur/zum GfG-FamilienbegleiterIn.)

Arbeitskreis »Kunstfehler in der Geburtshilfe« e.V., Rosental 23-25, 44135 Dortmund, Tel.: 0231/52 58 72 oder 57 48 46
(Bundesweite Vereinigung von Eltern geburtsgeschädigter Kinder, interessierten Hebammen, Ärzten und Therapeuten; arbeiten daran, Ursachen von Geburtsschäden herauszufinden, unterstützen sich bei rechtlichen Schritten, organisieren lokale Selbsthilfegruppen, bundesweite Tagungen usw.)

PEKiP e.V. Prager-Eltern-Kind-Programm, Heltorfer Str. 71, 47269 Duisburg, Tel.: 0203/71 23 30, Fax: 0203/71 23 95, E-mail: info@pekip.de, Web: www.pekip.de
(Verein für Gruppenarbeit mit Eltern und ihren Kindern im ersten Lebensjahr)

Bundeszentrale für gesundheitliche Aufklärung (BZgA), Ostmerheimer Str. 220, 51109 Köln, Tel.: 0221/899 20, Fax: 0221/89 92 300, Web: www.bzga.de
(Die BZgA hat den gesetzlichen Auftrag, bundeseinheitliche Aufklärungsmaterialien zu erstellen und zu verbreiten. Kostenloses Informationsmaterial u.a. zur Sexualaufklärung, Familienplanung und Aids-Prävention.)

Verband alleinerziehender Mütter und Väter (VAMV), Bundesverband e.v., Hasenheide 70, 10967 Berlin, Tel.: 030/695 97 86, Fax: 030/69 59 78 77, Web: www.vamv.de

Zentrum für Geburtsvorbereitung und Elternschaft e.V., Wasserstr. 25, 59423 Unna, Tel.: 02303/126 30 (Mo-Fr 10-12 h), Fax: 02303/49 07 83

Frauengesundheitszentrum für Frauen und Familien, Neuhofstr. 32 H, 60318 Frankfurt, Tel.: 069/59 17 00

Notmütterdienst, Familien- und Altenhilfe e.V., Bundeszentrale, Sophienstr. 28, 60487 Frankfurt, Tel.: 069/77 66 11 oder 77 90 81, Fax: 069/77 90 83, E-mail: info@nmd-ev.de, Web: www.nmd-ev.de
(Vermittelt Ersatzmütter für die Zeit des Wochenbetts)

Pro Familia, Deutsche Gesellschaft für Familienplanung, Sexualpädagogik und Sexualberatung e.V., Bundesverband, Stresemannallee 3, 60596 Frankfurt, Tel.: 069/63 90 02, Fax: 069/63 98 52, E-mail: info@profamilia.de, web: www.profamilia.de

Aktionskomitee »Kind im Krankenhaus« e.V., AKIK-Bundesverband, Geschäftsstelle: Kirchstr. 34, 61440 Oberursel, Tel./Fax: 06172/ 30 36 00, Web: www.liga-kind.de
(Informationen zu allen Themen bezüglich Kinder und Krankenhaus)

Odenwald-Institut für personale Pädagogik, Trommstr. 25, 69483 Wald-Michelbach, Tel.: 06207/50 71
(U.a. Seminare zur Elternwerdung)

Familie in Bewegung e.V., Beratungsstelle für Geburt und Eltern-Sein mit Hebammenpraxis »Die weise Frau«, Dorfackerstr. 12, 72074 Tübingen, Tel.: 07071/839 27

Sophia – Sonne, Mond und Sterne, Zentrum für Geburt und Elternschaft, Lerchenstr. 13, 75447 Diefenbach, Tel.: 07043/55 56, Fax: 07043/72 06, E-mail: wwagner@s-direktnet.de, Web: www.sophia-babyshop.de

Beratungsstelle für Natürliche Geburt und Eltern-Sein e.V., Häberlstr. 17 Rgb., 80337 München, Tel.: 089/53 20 76, Fax: 089/532 89 01, E-mail: natuerliche-geburt@t-online.de, Web: www.natuerliche-geburt.de

Österreich:

NANAYA – Zentrum für Schwangerschaft, Geburt und Leben mit Kindern, Zollergasse 37, 1070 Wien, Tel.: 0222/523 17 11, Fax: 0222/523 17 64, E-mail: nanaya@utanet.at, Web: www.nanaya.at

Verein WEGE – Beratungsstelle für natürliche Geburt, Elternschaft und ganzheitliches Wachstum e.V., Eva und Roman Schreuer, Rankar 12, 4692 Niederthalheim, Tel.: 07676/70 17, Fax: 07676/73 65, E-mail: redaktion@wege.at

Eltern-Kind-Zentrum, Hauptstr. 20, 2340 Mödling, 02236/252 35, Web: www.ekiz-moedling.at

Eltern-Kind-Zentrum, Figulystr. 30, 4020 Linz, Tel.: 0732/66 96 11, Fax: 0732/60 50 14, E-mail: office@eltern-kind-zentrum.at, Web: www.eltern-kind-zentrum.at

Eltern-Kind-Zentrum Salzburg, Raiffeisenstr. 2, 5061 Elsbethen, Tel.: 0662/804 75 66

Eltern-Kind-Zentrum, Adamgasse 4, 6020 Innsbruck, Tel.: 0512/58 19 97

Eltern-Kind-Zentrum, Laimgrubengasse 6, 6900 Bregenz, Tel.: 05574/629 82

Eltern-Kind-Zentrum, Bergmanngasse 10, 8010 Graz, Tel.: 0316/ 37 81 40, Fax: 0316/37 81 40 22, E-mail: ekiz.graz@utanet.at

Eltern-Kind-Zentrum, Rechter Iselweg 5, 9900 Lienz, Tel.: 04852/613 22

Schweiz:

Dachverband Schweizerischer Mütterzentren, c/o Sandra Hofmann-Saccani, Wasserfurristr. 1, 8542 Wiesendangen, Tel.: 052/337 06 00, Fax: 01/625 12 20,
E-mail: sandra.hofmann@switzerland.org

Marie-Meierhofer-Institut für das Kind, Schulhausstr. 64, 8002 Zürich, Tel.: 01/202 17 60

SVM Schweizerischer Verein der Mütterberaterinnen, Gechäftsstelle: Asylstr. 90, Postfach, 8030 Zürich, Tel.: 01/382 30 33 (Do + Fr 8-11 Uhr), Fax: 01/382 30 35, E-mail: svm@bluewin.ch, Web: www.muetterberatung.ch

Hebammenverbände

BfHD – Bund freiberuflicher Hebammen Deutschlands e.V., Andrea Bolz, Geschäftsstelle: Kasseler Str. 1a, 60486 Frankfurt/Main, Tel.: 069/79 53 49 71, Fax: 069/79 53 49 72,
E-mail: geschaeftsstelle@bfhd.de, Web: www.bfhd.de
(Adressen freiberuflicher Hebammen sind auch von den Gesundheitsämtern zu erfahren.)

Bund Deutscher Hebammen e.V., Geschäftsstelle: Gartenstr. 26, D-76133 Karlsruhe, Tel.: 0721/98 18 90, Fax: 0721/981 89 20, E-mail: Info@bdh.de, Web: www.bdh.de

Österreichisches Hebammengremium, Postfach 438, A-1061 Wien, Tel./Fax: 0222/597 14 04, E-mail: oehg@hebammen.at, Web: www.hebammen.at

Schweizerischer Hebammen-Verband, Zentralsekretariat, Flurstr. 26, CH-3000 Bern 22, Tel.: 031/332 63 40, Fax: 031/332 76 19, E-mail: hebammen@bluewin.ch, Web: www.hebamme.ch

Laktationsberatung/Stillgruppen

BDL – Berufsverband Deutscher Laktationsberaterinnen IBCLC e.V., Saarbrückener Str. 172, 38116 Braunchweig, Tel.: 0531/250 69 90, Fax: 0531/250 69 91, Web: www.bdl-stillen.de

VSLÖ – Verband der Still- und Laktationsberaterinnen Österreichs, Lindenstr. 20, A-2362 Biedermannsdorf, Tel./Fax: 02236/723 36, E-mail: info@stillen.at, Web: www.stillberatung.at

BSS, Berufsverband Schweizerischer Stillberaterinnen, Postfach 686, CH-3000 Bern 25, Tel.: 041/671 01 73, Fax: 041/671 01 71, E-mail: office@stillen.ch, Web: www.stillen.ch

Arbeitsgemeinschaft Freier Stillgruppen (AFS), Bundesverband e.V., Rüngdorfer Str. 17, D-53173 Bonn, Tel.: 0228/350 38 71, Fax: 0228/350 38 72, E-mail: geschaeftsstelle@afs-stillen.de, Web: www.afs-stillen.de
(Über diese Adresse werden Anfragen weitergeleitet und Informationen über nahe gelegene Stillgruppen gegeben. Ein monatlich erscheinender Rundbrief kann abonniert werden; Broschüren zu verschiedenen Themen, z.B. Stillen, Stillen von Frühgeborenen, Stillen nach Kaiserschnitt, Stillen von Zwillingen, Ernährungsratgeber für Stillende, Beikost, Empfängnisverhütung, Stillprobleme etc.)

LLL – La-Leche-League-Gruppen:
La Leche League (LLL) ist eine internationale Organisation, die seit über 40 Jahren Informationen für werdende und stillende Mütter anbietet. In Deutschland ist La Leche Liga seit 1977 ein eingetragener gemeinnütziger Verein, der eng mit den deutschsprachigen Schwesterorganisationen LLL-Schweiz und LLL-Österreich zusammenarbeitet. Zurzeit gibt es in Deutschland ca. 250 LLL-Stillberaterinnen, die Müttern in allen Bundesländern ihre Hilfe anbieten. Die Basisarbeit aller LLL-Stillberaterinnen ist die Mutter-zu-Mutter-Stillberatung in Form von monatlichen Stillgruppentreffen sowie telefonischer und schriftlicher Einzelberatung. Interessierte Mütter werden durch LLL zur Stillberaterin ausgebildet. Neben den Fragen zu alltäglichen Stillsituationen wird intensives Wissen auch zum Stillen in außergewöhnlichen Situationen vermittelt. Telefonberatung und Hinweise auf das nächste Gruppentreffen sowie Informationen zu Publikationen der La Leche Liga für Mütter und med. Fachpersonal, auch in Fremdsprachen, erhalten Sie bei jeder Stillberaterin. Im Internet wird auch per E-mail beraten.

Zentralstelle für Deutschland:
La Leche Liga Deutschland e.V., Dannenkamp 25, D-32479 Hille, Tel.: 0571/489 46, Fax: 0571/404 94 80
Infoline mit Angabe der regionalen Stillberaterin: 06851/25 24,
E-mail: mail@lalecheliga.de oder beratung@lalecheliga.de,
Web: www.lalecheliga.de

Zentralstelle für Österreich:
La Leche Liga Österreich (Christa Reisenbichler), Tel.: 06132/279 19, Web: www.lalecheleague.at

Zentralstelle für die Schweiz:
La Leche Liga Schweiz, Stillberatung, Postfach 197, CH-8053 Zürich, Tel./Fax: 081/943 33 00, E-mail: info@stillberatung.ch, Web: www.stillberatung.ch

Frühgeborene

Das frühgeborene Kind, Bundesverband e.V., Eva Vonderlin, Von-der-Tann-Str. 7, D-69126 Heidelberg, Tel./Fax: 06221/323 45

Verein zur Förderung von Früh- und Risikoneugeborenen »Das Frühchen e.V.«, Christa Jando, Jahnstr. 7, D-68526 Ladenburg, Tel.: 06203/20 77 und 10 05 14

Förderkreis für Früh- und Risikogeborene e.V., Oberarzt Dr. Friedrich Porz, Kinderklinik am Zentralklinikum Augsburg, Stenglinstraße, D-86156 Augsburg, Tel.: 0821/400 02

Mehrlinge

»Zwillinge« – Zeitschrift für Mehrlingseltern, Marion Gratkowski, Bahnhofstr. 56 E, 86916 Kaufering, Tel.: 08191/96 67 39 oder 97 37 37, Web: www.twins.de

ABC-Club e.V., Internationale Drillings- und Mehrlingsinitiative, Strohweg 55, D-64297 Darmstadt, Tel.: 06151/554 30, Fax: 06151/59 63 88

Tod des Kindes

Initiative REGENBOGEN »Glücklose Schwangerschaft« e.V., Hauptgeschäftsstelle, Kontakt: Martina Severitt, In der Schweiz 9, D-72636 Frickenhausen, Tel.: 05565/13 64,
E-mail: BV@initiative-regenbogen.de,
Web: www.initiative-regenbogen.de, Öffentlichkeitsarbeit: Martina Severitt, Hillebachstr. 20, 37632 Eimen, Tel./Fax: 05565/911 91 13, E-mail: KAV@initiative-regenbogen.de, Telefonisch: Petra Reckmann, Baumstr. 41, 33330 Gütersloh, Tel.: 05241/277 09, Broschürenversand: Annegret Schrempf, In der Schweiz 9, 72636 Frickenhausen, Tel.: 07025/72 25

(Regelmäßige Gruppentreffen; briefliche und telefonische Kontakte und Beratung, auf Wunsch Besuch im Krankenhaus; haben gesetzliche Änderungen für Betroffene erreicht und bemühen sich um weitere rechtliche Veränderungen. Das von REGENBOGEN herausgegebene Buch von Lutz/Künzer-Riebel *Nur ein Hauch von Leben*, Kaufmann-Verlag, ist im Buchhandel erhältlich.)

Initiative REGENBOGEN, »Verein zur Hilfestellung bei glückloser Schwangerschaft«, Mag. Elisabeth Widensky, Canisiusgasse 17/7, A-1090 Wien, Tel.: 0222/319 19 23,
Web: www.glueckloseschwangerschaft.at

REGENBOGEN Schweiz – Selbsthilfevereinigung von Eltern, die um ein verstorbenes Kind trauern, Sekretariat: Hildegard Kägi, Glärnischstr. 11, CH-8632 Tann ZH, Tel.: 055/241 15 05, Fax: 055/241 15 06

GEPS Deutschland e.V. – Gemeinsame Elterninitiative Plötzlicher Säuglingstod, Bundesgeschäftsstelle, Rheinstr. 26, D-30519 Hannover, Tel./Fax: 0511/838 62 02,
E-mail: geps-deutschland@t-online.de

Bezugsquellen

Sophia – Sonne, Mond & Sterne, Lerchenstr. 13, D-75447 Diefenbach, Tel.: 07043/55 56, Fax: 07043/72 06,
E-mail: wwagner@s-direktnet.de, Web: www.sophia-babyshop.de
(Stillhilfen und -einlagen, Tragetücher und -säcke u.v.a.m.)

Naturproduktehaus Feige, Altenkirchener Str. 27, D-53567 Asbach, Tel.: 02683/94 55 11, Fax: 02683/94 55 22
(Stilleinlagen und -kissen, Tragtücher, Babylammfelle)

Lotties, Baby-Natur-Versand, Postfach 40, D-93354 Biburg, Tel.: 09444/978 00, Fax: 09444/93 04
(Umweltschonende, unbelastete, kostengünstige Wickelsysteme für Babys als umweltbewusste Alternative zu Wegwerfwindeln)

Felle:

Schafkoben GmbH, Postfach 12 55, D-27779 Wildeshausen, Tel.: 04431/710 41

Der Fellhof GmbH, Nr. 52, A-5322 Hof/Salzburg, Tel.: 06229/32 97

Rätische Gerberei AG, Engadinstr. 30, CH-7001 Chur, Tel.: 081/22 52 42

DIDYMOS®-Tragetücher:
DIDYMOS Erika Hoffmann GmbH, Das Babytragetuch, Alleenstr. 8, D-71638 Ludwigsburg, Tel.: 07141/92 10 24, Fax: 07141/92 10 26, E-mail: info@didymos.de, Web: www.didymos.de (Bezugsadressen für Österreich und die Schweiz über DIDYMOS Ludwigsburg erfragen)

Videos über den sanften Umgang mit Frühgeborenen:

Die Videokassette über die Arbeit von Dr. Marina Marcovich ist zu beziehen bei:
Verein zur Förderung der sanften Neonatologie (Frühgeborenenbetreuung), c/o Renate Kren, Kaisermühlendamm 5, A-1220 Wien
Das Videoband *Wenn Du zu früh geboren wirst – die Känguruhmethode* (35 Min.) ist für Euro 25,- erhältlich über:
Vinzenz Pallotti Hospital, Sekretariat der Geburtshilflich-gynäkologischen Abteilung, D-51429 Bensberg, Tel.: 02204/413 01, Fax: 02204/412 76

Wohltuende *Berührung* für das *Baby*

Im Mittelpunkt der traditionellen indischen Baby-Massage steht das Urbedürfnis des Kindes, achtsam berührt und gestreichelt zu werden. In *Sanfte Hände* wird gezeigt, wie eine junge indische Mutter ihr Kind liebevoll massiert – eine alte Kunst, die in Indien von der Mutter an die Tochter weitergegeben wird. Durch dieses mit stimmungsvollen Fotos durchgängig bebilderte Buch können Eltern in aller Welt lernen, wie sie den Hunger ihres Babys nach Berührung, Wärme und Zärtlichkeit mit sanften Händen stillen können.

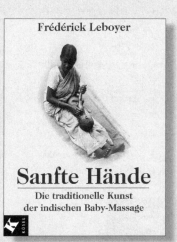

Frédérick Leboyer
SANFTE HÄNDE
Die traditionelle Kunst der indischen Baby-Massage
141 Seiten. Klappenbroschur
ISBN 3-466-34411-5

Einfach lebendig.
LEBEN MIT KINDERN

Kösel-Verlag, München, e-mail: info@koesel.de
Besuchen Sie uns im Internet: www.koesel.de

Nähe und Geborgenheit

Was kann es Schöneres für ein Baby geben, als sich von seinen Eltern geliebt und getragen zu fühlen? Dieses Buch schildert, warum Getragenwerden für die seelische und körperliche Entwicklung des Babys so bedeutsam ist und was Eltern beim Kauf von geeigneten Tragehilfen beachten sollten. Mit praktischen Hinweisen für verschiedene Anwendungsmöglichkeiten und anschaulichen Illustrationen.

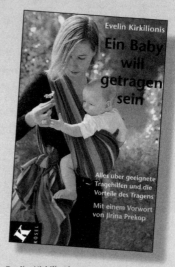

Evelin Kirkilionis
EIN BABY WILL GETRAGEN SEIN
Alles über geeignete Tragehilfen und die Vorteile des Tragens
169 Seiten. Kartoniert
ISBN 3-466-34408-5

Einfach lebendig.
LEBEN MIT KINDERN

Kösel-Verlag, München, e-mail: info@koesel.de
Besuchen Sie uns im Internet: www.koesel.de